常见健康状态干预手册

主　编　董昌武　汪　莉

U0227496

科学出版社

北京

内 容 简 介

本书介绍了常见44种中医健康状态的状态特征,根据不同人群具体的状态类型从饮食调养、情志起居、运动保健、针灸推拿多个方面制定干预方案,选择相应的治疗、预防方法,让人们可以随时把握机体的变化,进行简单的调整,由内而外地改善机体状态,维护个人健康。将中医理念与特色深入融合到现代健康管理系统中,有效服务于有健康需求的各类人群。

本书可供中医、中西医结合人员,中医药院校学生、养生爱好者阅读参考。

图书在版编目(CIP)数据

常见健康状态干预手册 / 董昌武,汪莉主编. 北京:科学出版社,2025. 1. -- ISBN 978-7-03-080944-5

Ⅰ. R212-62

中国国家版本馆 CIP 数据核字第 2024184MG2 号

责任编辑:李 杰 / 责任校对:刘 芳
责任印制:徐晓晨 / 封面设计:北京十样花文化有限公司

科学出版社 出版

北京东黄城根北街 16 号
邮政编码:100717
http://www.sciencep.com

北京天宇星印刷厂印刷

科学出版社发行 各地新华书店经销
*
2025 年 1 月第 一 版 开本:787×1092 1/16
2025 年 1 月第一次印刷 印张:9
字数:190 000
定价:58.00 元

(如有印装质量问题,我社负责调换)

本书编委会

主　编　董昌武　汪　莉
副主编　陈仁明　程　斌　姜　楠
编　委　吕雪芳　王　澜　朱倩倩　张观秀

前　言

健康状态是一个动态延续的、稳定的生命状态，它涵盖了健康与疾病。健康状态有广义和狭义之分，狭义的健康状态就是我们通常说的"健康"，指的是未病状态，是人体的正常状态，即"阴平阳秘""天人合一""形与神俱"的功能状态。广义的健康状态是对人们在某一阶段健康状况系统、具体的描述，包含正常状态和异常状态，包括未病状态、欲病状态、已病状态三方面，涵盖了人的各种体质、生理特点、病理特点、病、证等概念。其中体质作为研究较多的一个方向，是一种客观存在的生命现象，是个体生命过程中，在先天遗传和后天获得的基础上所表现出来的形态结构、生理机能以及心理状态等方面综合的、相对稳定的特质。体质的辨识其实是对人体相对稳定的健康状态的反映，而脏腑经络辨识、形神辨识、气血津液辨识则是对人体即时健康状态的反映。中医认为，不同体质类型的人，体内阴阳气血的盛衰不同，对于致病因素的反应及发病的阈值也不同，在受到某种致病因素的刺激后，是否形成亚健康状态，是否发病，是否自愈很大程度上取决于体质的类型。因此，体质是健康状态的背景，体质因素内在地影响着人体健康状态的变化。体质既是相对稳定的固有状态，又是可调控的，通过一定的干预可以使人的体质偏颇失衡状态得到改善与调整，从而恢复健康。

中医理论强调整体思维，认为人是一个有机的整体，构成人体的各个组成部分之间在结构上是不可分割的，在功能上是相互协调、相互为用的。只有秉持整体的视角和思维，在此基础上制定对健康状态的干预措施，综合考虑对整体健康状态均衡性的影响，对其进行有效干预，做到"用阴药无损于阳，用阳药无损于阴"，从而使机体功能达到"阴平阳秘"的动态平衡。就常见健康状态干预方案的制定而言，我们根据不同人群具体的状态类型从食疗药膳、起居调护、运动调养、情志调摄等多方面进行考虑，选择相应的治疗、预防方法，由内而外地改善机体状态，维护个人健康。为中医健康管理和"治未病"健康服务提供新的方案。

本书核心内容和重要观点主要来源于安徽省重点研究与开发计划项目（2022h11020018）、安徽省临床医学研究转化专项（202304295107020107）两个课题的研究成果，本书的出版由安徽省重点研究与开发计划项目（2022h11020018）提供资助。本书在编写过程中，参考了大量的书籍和文献资料，并引用了有关学者的研究成果，在此深表感谢。同时还要特别感谢项目合作单位合肥云诊信息科技有限公司为本书出版提供支持。

编　者

2024 年 12 月

目　　录

第一章
单 一 状 态

一、平 和 状 态

（一）状态特征

平和状态的人群常表现为体形匀称，胖瘦适度，面色明润含蓄，唇色红润，皮肤润泽，头发稠密有光泽，目光有神，精力充沛，耐受寒热，食量适中，夜眠安和，二便调，平素患病较少，对自然环境、社会环境适应能力较强，舌色淡红、苔薄白，脉从容和缓，柔和有力[1]。

（二）饮食调养

平和状态的人群不必要进行药疗，可适当使用药食两用的中药烹饪药膳和药茶调理，也可服用养生膏方进行调理。饮食调养应顺四时、调五味。饮食中注意荤素搭配，营养均衡，宜食稻类（紫米、黑米等）、玉米、芡实、豆类（黄豆、黑豆、青豆、绿豆）、豆类蔬菜（豆芽、扁豆、蚕豆等）、菠菜、白菜、萝卜、猪瘦肉、番茄、黄瓜、山药、丝瓜、梨子、百合、羊肉、鸡肉、鸭肉等。尽量少吃或不吃生冷苦寒、辛辣燥热的食物[2]。

1. 可用食疗方案

（1）山药粥

【原料】 山药 30 克，粳米 180 克。

【制作】 将山药和粳米一起入锅，加水煮粥。

【功效】 健脾益气[3]。

（2）桂圆莲子粥

【原料】 桂圆肉、莲子各 30 克，大枣 10 枚，糯米 60 克，白糖适量。

【制作】 桂圆肉、莲子、大枣、糯米分别用清水洗净。莲子去皮芯，保留红棕色表皮，大枣去核。诸味同入砂锅内，加适量清水，用猛火煮至沸腾，然后改用中火继续煮至糯米开花成粥，食时加白糖。

【用法】　每日 1 剂，每晚加热食用。

【功效】　补益心脾，健脑益智[4]。

（3）鱼头豆腐汤

【原料】　鱼头（鲢鱼头或鲤鱼头）1 个，豆腐、番茄、嫩鲜竹笋、豆芽、精盐、味精、清水各适量。

【制作】　鱼头洗净、切块。豆腐焯水、切块。番茄洗净、切块。竹笋洗净、切薄片，焯水 10 分钟后捞出备用。锅置火上，加入清水烧开，放入鱼头、豆腐烧制 30 分钟，再加入番茄、竹笋片、豆芽，烧开 5～10 分钟，调味即可。

【用法】　佐餐食用。

【功效】　提神醒脑[2]。

2. 可用药茶方案

在流感盛行期可适量饮用蜂蜜银花露预防流感。

蜂蜜银花露

【原料】　金银花 30 克，蜂蜜 30 克，麦冬 30 克。

【制作】　将金银花、麦冬加水煮汁，去渣，加入蜂蜜即成。

【用法】　1 日内分 3～4 次服完。

【功效】　预防流感，润燥[3]。

3. 可用膏方方案

运脾固卫膏

【原料】　中药煎剂：苍术 100 克，生黄芪 120 克，焦山楂 100 克，太子参 100 克，茯苓 100 克，生麦芽 100 克，炒白术 100 克，防风 60 克，陈皮 100 克，厚朴 60 克，鸡内金 100 克，炙甘草 30 克。胶类药：阿胶 200 克。调味药：生姜汁 50 毫升，饴糖 150 克，冰糖 100 克。

【用法】　温水兑服，1 次 1 匙（约 15 毫升/匙），第 1 周早饭前空腹服用 1 次，从第 2 周起，早饭前、晚睡前各服用 1 次。3 岁以内的小儿减半量，酌情使用，可 1 日 1 次，空腹服。

【功效】　运脾化湿，补肺固卫[5]。

4. 注意事项

饮食调养不能代替药物，如有不适请寻求专业医生帮助。

（三）情志起居[6]

（1）情志调摄

平和状态的人群日常生活中保持平和乐观的心态。可根据个人爱好，选择弹琴、弈棋、书法、绘画、旅游、种植花木、垂钓等放松心情。

（2）起居调摄

生活起居顺应一年四季气候特点，起居宜规律，保证充足睡眠，劳逸相结合，根据气候变化适时增减衣物，避免虫兽金刃伤害，评估自己的脑力和体力，不可过劳。

（四）运动保健

平和状态的人群一般对外界环境的适应能力较强，可根据个人爱好和耐受程度，多项选择适合的运动健身项目，形成良好的运动健身习惯，如太极拳、五禽戏、八段锦、太极站桩功、散步、跑步、篮球、排球、足球、踢毽子、健身操等。可反复练习太极站桩功中的"陈氏太极培根功"[7]。

注意事项

若出现呼吸困难、眩晕、乏力、面色发白、大汗淋漓不止、胸闷、心胸刺痛等不适症状时，请立即停止运动，并前往最近的医院就诊，或拨打 120 急救。

（五）针灸推拿[6, 8]

常用穴位有太阳、印堂、风池、合谷、膻中、足三里、内关等。

（1）太阳

【位置】 在耳郭前面，颞部（前额两侧），当眉梢和外眼角的中点向后的凹陷处，大约 0.5 寸。

【操作方法】 将手掌搓热，贴于太阳穴上，稍稍用力，顺时针转揉 10～20 次，逆时针再转相同的次数。也可以将手掌贴在头上，以拇指指腹分别按在两边的太阳穴上，稍用力使太阳穴微感疼痛，然后，顺时针和逆时针各转相同的次数。

（2）印堂

【位置】 位于额部，两眉头之间的中点凹陷处。

【操作方法】 拇指按揉，每次 10 秒，6 次为 1 遍，每天 3～5 遍。按揉时以稍有疼痛感为宜，老年人动作要轻柔。

（3）风池

【位置】 胸锁乳突肌与斜方肌上端之间的凹陷处[9]。

【操作方法】 食指尖点压按摩，或拇指或中指按揉，以局部酸胀为度。

（4）合谷

【位置】 在手背，第 1、2 掌骨间，第 2 掌骨桡侧中点处，即通常说的虎口处。

【操作方法】 拇指按揉，每次按揉 2～3 分钟，按揉时以有酸、麻、胀的感觉为宜。

（5）膻中

【位置】 位于前正中线，两乳头连线的中点。

【操作方法】 拇指或中指的指腹按揉，每次 10 秒，6 次为 1 遍，每天 3～5 遍。按揉时以稍有疼痛感为宜，老年人动作要轻柔。

（6）足三里

【位置】 在小腿外侧，外膝眼下 3 寸，胫骨前 1 横指处，左右各一穴。简便取穴：把手掌按在同侧膝盖上，手心正对膝盖骨，四指略分开，无名指指尖下便是足三里穴。

【操作方法】 食指尖点压按摩，或拇指或中指按压轻揉，以局部酸胀为度。

（7）内关

【位置】　腕横纹上2寸，掌长肌腱与桡侧腕屈肌腱之间[9]。

【操作方法】　食指尖点压按摩，或拇指或中指按压轻揉，以局部酸胀为度。

注意事项

在进行穴位疗法时，需要选择正规的医疗机构，严格遵守操作规范和注意事项，以免出现不必要的风险。

二、气 虚 状 态

（一）状态特征

气虚状态的人群常表现为形体消瘦或偏胖，肌肉松软，气短懒言，易疲乏汗出，面色少华，目光少神，毛发不泽，易头晕健忘，食量较小，口淡，进食无味，易腹胀，夜寐尚可，容易失眠或嗜睡、多梦，小便偏多，大便正常或经常便秘且容易腹泻，舌质淡嫩，舌形胖大，舌边常有齿痕，脉虚无力[1, 10]。气虚状态常有以下几种状态特征。

1）心气虚：心悸怔忡，气短胸闷，精神疲倦，或有自汗，动则诸症加剧，面色淡白，舌淡，脉虚[11]。

2）肺气虚：咳喘无力，咯痰清稀，少气懒言，语声低怯，动则尤甚；神疲体倦，面色淡白，自汗，恶风，易感冒，舌淡苔白，脉弱[11]。

3）脾气虚：不欲食或纳少，腹胀，食后胀甚，便溏，神疲乏力，少气懒言，肢体倦怠，或浮肿，或消瘦，或肥胖，面色萎黄，舌淡苔白，脉缓或弱[11]。

4）肾气虚：神疲乏力，腰膝酸软，小便频数而清，白带清稀，舌质淡，脉弱[11]。

5）肝气虚：神疲倦怠，气短声低，少气懒言，动则汗出等；善恐易惊，精神恍惚，胁肋满闷，情志不畅，善太息，筋脉拘急，爪甲枯槁，口苦咽干，视物不明，头晕头痛，耳鸣，少腹疼痛，疝气，腰痛，女子月经不调，男子睾丸胀痛，腹胀，泄泻，舌质淡白，舌体胖大，苔白滑或白腻，脉象多以沉弱或虚细无力为主[12]。

（二）饮食调养

气虚状态的人群宜食性平偏温的、具有补益作用的食品，其补益要缓，不可峻补。饮食中注意荤素搭配，营养均衡，宜食大枣、葡萄干、龙眼肉、白扁豆、红薯、怀山药、白果、芡实、南瓜、胡萝卜、土豆、莲藕（生者甘寒，清热凉血；熟者甘温，健脾益气）、香菇、黄芪、小米、糯米、莲子、豆制品、菱角、乌骨鸡、猪肚、牛肉、羊肉、鹌鹑、鹌鹑蛋等[8]。忌吃破气耗气、生冷寒凉的食物，以及油腻厚味、辛辣刺激之品，例如山楂、槟榔、大蒜、萝卜缨、香菜、大头菜（芥菜）、胡椒、紫苏叶、薄荷、荷叶等[6]。

1. 可用食疗方案

（1）黄芪童子鸡

【原料】　童子鸡1只，生黄芪9克。

【制作】 取童子鸡洗净放入锅中；用纱布袋包好生黄芪，取一根细线，一端扎紧纱布袋口，置于锅内，另一端绑在锅柄上；在锅中加姜、葱及适量水煮汤。

【功效】 健脾补肺，填精补髓[13]。

（2）黄芪粥

【原料】 黄芪 30 克，粳米 100 克。

【制作】 将黄芪洗净，先后两次水煎取汁，去渣；淘净粳米，并盛于锅内，加入两次所取药汁（可按煮粥需要加水适量），煮制成粥。

【用法】 以粥代餐，每日 1 剂，顿食，或分 2 次食完。

【功效】 健脾补肺，升阳举陷，益气固表[2]。

（3）南瓜粥

【原料】 大米 100 克，南瓜 300 克，油 25 克，盐、葱花各适量。

【制作】 先将大米淘洗干净；南瓜洗净刮皮去瓤，切小块。锅置火上热后入油，待油烧至七成热，入葱花炝锅，炒出香味后，放入南瓜，煸炒约 2 分钟盛出。锅入水烧开后，下米和南瓜，旺火煮开后，再用小火继续熬煮至米粒开花，南瓜酥烂，汤汁浓稠，加盐搅匀即可。

【功效】 补气养气[14]。

2. 可用药茶方案

（1）玉屏风茶

【原料】 党参 6 克，黄芪 15 克，白术 8 克，防风 6 克。

【制作】 将所有材料放入锅中，加 1000 毫升水以大火加热滚沸后，续煮 10 分钟即可关火。

【用法】 趁热饮用。

【功效】 健脾补肺，益气固表[8]。

（2）黄芪茶

【原料】 生黄芪 15～30 克，大枣 30 克。

【制作】 将生黄芪、大枣加水煎煮 30 分钟。

【用法】 代茶饮分次服用。

【功效】 补气升阳，固表止汗，健脾养血[8]。

3. 可用膏方方案[5]

（1）补元膏

【原料】 中药煎剂：黄芪 150 克，党参 150 克，白术 100 克，茯苓 100 克，炙甘草 60 克，熟地黄 100 克，炒白芍 100 克，当归 100 克，川芎 60 克，大枣 100 克，桂圆肉 100 克，制首乌 100 克，白扁豆 100 克，怀山药 100 克，莲子肉 100 克，薏苡仁 100 克，淮小麦 100 克，枸杞子 100 克，女贞子 100 克，旱莲草 100 克，桑椹 100 克，黑料豆 100 克，酸枣仁 100 克，柏子仁 100 克，炙远志 60 克，鸡血藤 150 克，夜交藤 150 克，桔梗 60 克，陈皮 60 克，广木香 100 克，佛手 80 克，合欢皮 100 克，怀牛膝 150 克，炒谷芽 120 克，炒麦芽 120 克。胶类药：阿胶 150 克，鹿角胶 50 克。调味药：蜂蜜 100 克，冰糖 100 克。

【用法】　温水兑服，1 次 1 匙（约 15 毫升/匙），第 1 周早饭前空腹服用 1 次，从第 2 周起，早饭前、晚睡前各服用 1 次。

【功效】　大补元气。

（2）扶正固表膏

【原料】　中药煎剂：生黄芪 150 克，防风 60 克，炒白术 200 克，淫羊藿 150 克，茯苓 120 克，法半夏 100 克，陈皮 100 克，白芷 30 克，僵蚕 100 克，蝉蜕 30 克，桂枝 50 克，炒白芍 100 克，油松节 150 克，炙甘草 100 克。胶类药：龟板胶 100 克，鹿角胶 50 克，阿胶 50 克。调味药：生姜汁 100 毫升，蜂蜜 100 克，饴糖 100 克。

药物加减方法：睡眠欠佳者，加炒枣仁 100 克，夜交藤 200 克；食纳欠馨者，加生山楂 100 克，炒谷芽 200 克；便秘者，加火麻仁 120 克，肉苁蓉 100 克；咽痛者，加一枝黄花 200 克，射干 100 克；鼻塞流清涕者，加白芷至 60 克，辛夷花 60 克；畏风，自汗者，加桂枝至 100 克，碧桃干 120 克。

【用法】　温水兑服，1 次 1 匙（约 15 毫升/匙），第 1 周早饭前空腹服用 1 次，从第 2 周起，早饭前、晚睡前各服用 1 次。

【功效】　补益脾肺，调和营卫。

（3）益气精神膏

【原料】　中药煎剂：生黄芪 150 克，生晒参 30 克，葛根 150 克，桂枝 100 克，炒白芍 100 克，生麻黄 10 克，淫羊藿 200 克，仙鹤草 200 克，制首乌 150 克，枸杞子 150 克，炙远志 60 克，油松节 150 克，茯苓 150 克，炒白术 150 克，炙甘草 60 克。胶类药：龟板胶 50 克，鹿角胶 100 克，阿胶 50 克。调味药：生姜汁 100 毫升，蜂蜜 100 克，饴糖 100 克。

药物加减方法：睡眠欠佳者，加生龙骨 200 克，生牡蛎 200 克；食纳欠馨者，加生山楂 100 克，炒麦芽 200 克；便秘者，加火麻仁 120 克，肉苁蓉 100 克。

【用法】　温水兑服，1 次 1 匙（约 15 毫升/匙），第 1 周早饭前空腹服用 1 次，从第 2 周起，早饭前、晚睡前各服用 1 次。

【功效】　补气健脾，益肾强志。

4. 注意事项

饮食调养不能代替药物，如有不适请寻求专业医生帮助。

（三）情志起居

（1）情志调摄

气虚状态的人群不宜过思过悲，应保持快乐平稳的心情，不可过度劳神，避免过度紧张，适合听节奏欢快、流畅抒情的音乐[6]。

（2）起居调摄

气虚状态的人群易于感受外邪，应注意保暖，防止劳汗当风、外邪侵袭。并可微动四肢，以流通气血，促进脾胃运化。劳则气耗，气虚状态者尤当注意不可过于劳作，以免更伤正气[15]。

（四）运动保健

气虚状态的人群不宜进行大运动量的体育锻炼，根据"量力而行、适可而止、循序渐进、贵在坚持"的基本原则，可选择一些比较柔缓的体育运动，如散步、慢跑、保健操及舞蹈等，尤其适宜练太极拳、太极剑、太极站桩功、八段锦及坐式练功法。可反复练习太极站桩功中的"金刚捣碓站桩功"[16]。

运动时应采取低强度、多次数的运动方式，每次运动的时间不宜过长，强度不宜过强，做到"形劳而不倦"，多进行四肢柔韧性的训练，如伸腰、压腿等，注意呼吸深度和呼吸的均匀平稳，避免猛力和长久憋气。晨起或晚间锻炼，要避免大运动量的活动，以免汗出过度，气随汗而耗散；可在空气清新的地方进行深呼吸锻炼，以增加肺活量；饭后或睡前摩腹，有利于脾气运化功能的正常发挥；摩擦腰部，以强壮肾气。这些都可以起到补气的作用[8]。

注意事项

若出现呼吸困难、眩晕、乏力、面色发白、大汗淋漓不止、胸闷、心胸刺痛等不适症状时，请立即停止运动，并前往最近的医院就诊，或拨打 120 急救。

（五）针灸推拿[6, 8]

常用穴位有膻中、中脘、天枢、脾俞、关元、气海、足三里、肺俞等。

（1）膻中

【位置】 位于前正中线，两乳头连线的中点。

【操作方法】 拇指或中指的指腹按揉，每次 10 秒，6 次为 1 遍，每天 3～5 遍。按揉时以稍有疼痛感为宜，老年人动作要轻柔。

（2）中脘

【位置】 位于前正中线上，脐中上 4 寸。

【操作方法】 双手交叉重叠置于中脘上，稍用力，快速小幅度地上下推动，以局部酸胀为度。

（3）天枢

【位置】 位于腹部，在肚脐两侧 2 寸处。左右各一穴。

【操作方法】 双手交叉重叠置于天枢上，稍用力，快速、小幅度地上下推动，以局部酸胀为度。

（4）脾俞

【位置】 在背部，第 11 胸椎棘突下，旁开 1.5 寸，对称于脊柱，左右各一穴。

【操作方法】 用手掌根部按揉脾俞，以局部酸胀为度。该穴位也常采用艾灸或者拔罐的疗法。

（5）关元

【位置】 位于前正中线上，脐中下方 3 寸。

【操作方法】　双手交叉重叠置于关元上，稍用力，快速、小幅度地上下推动，以局部酸胀为度。

（6）气海

【位置】　在前正中线，脐下 1.5 寸。

【操作方法】　以右掌心紧贴气海，顺时针方向按摩 100～200 次，再换以左掌心逆时针方向按摩 100～200 次，以按摩至有热感为度。

（7）足三里

【位置】　在小腿外侧，外膝眼下 3 寸，胫骨前 1 横指处，左右各一穴。简便取穴：把手掌按在同侧膝盖上，手心正对膝盖骨，四指略分开，无名指指尖下便是足三里穴。

【操作方法】　食指尖点压按摩，或拇指或中指按压轻揉，以局部酸胀为度。

（8）肺俞

【位置】　当第 3 胸椎棘突下，旁开 1.5 寸，对称于脊柱，左右各一穴。

【操作方法】　用手掌根部按揉肺俞，以局部酸胀为度。对于连续性咳嗽，同时按摩天突（胸骨上窝凹陷处），用手掌根按揉左右肺俞各 36 次，再用拇指腹向后按揉天突 36 次，按揉以局部酸胀为度。

注意事项

在进行穴位疗法时，需要选择正规的医疗机构，严格遵守操作规范和注意事项，以免出现不必要的风险。

三、阳虚状态

（一）状态特征

阳虚状态的人群常表现为形体适中或较瘦小或白胖，畏寒怕冷、手足不温，面色较平和状态苍白且欠华，精神不振，容易疲乏，易出汗，动作迟缓，反应较慢，性欲偏弱，性格内向喜沉静，少动，或胆小易惊，大便常较稀薄，小便多、清长，舌淡胖嫩，苔可见白滑，脉沉迟或细数无力[10, 12]。阳虚状态常有以下几种状态特征。

1）心阳虚：心悸怔忡，胸闷气短，或心胸疼痛，畏寒肢冷，自汗，神疲乏力，面色白，或面唇青紫，舌质淡胖或紫暗，苔白滑，脉弱或结、代[11]。

2）肺阳虚：咳喘气逆，痰白清稀，浮肿，小便不利，畏寒肢冷，四肢不温，面色㿠白，自汗易感冒，语声低微，神疲，苔白，脉细弱无力或舌质暗淡，脉沉微无力[17]。

3）脾阳虚：腹痛绵绵，喜温喜按，纳少，腹胀，大便清稀或完谷不化，畏寒肢冷，或肢体浮肿，或白带清稀量多，或小便短少，舌质淡胖或有齿痕，舌苔白滑，脉沉迟无力[11]。

4）肾阳虚：腰膝酸软冷痛，畏寒肢冷，下肢尤甚，面色白或黧黑，神疲乏力；或见性欲冷淡，男子阳痿、滑精、早泄，女子宫寒不孕、白带清稀量多；或尿频清长，夜尿多，舌淡苔白，脉沉细无力，尺部尤甚。[18]

5）肝阳虚：神疲倦怠，气短声低，少气懒言，动则汗出等；善恐易惊，精神恍惚，胁肋满闷，情志不畅，善太息，筋脉拘急，爪甲枯槁，口苦咽干，视物不明，头晕头痛，耳鸣，少腹疼痛，疝气，腰痛，形寒肢冷，少腹冷痛，面青口噤，男子阳痿，女子月经不调，闭经等。舌质淡，苔多白润或滑，脉多弦迟或弦弱[11]。

（二）饮食调养

阳虚状态的人群应多食用一些具有甘辛温热补益之品，以温补脾肾阳气为主，可配合辛温发散的食品，以补充身体的热量与阳气。适宜的食品有韭菜、辣椒、葱、生姜、蒜、茴香、胡椒、薤白、洋葱、海参、虾、草鱼、黄鳝、羊肉、羊乳、牛肉、桂圆肉、核桃仁、荔枝、栗子、冬虫夏草等。少食生冷、冰冻、苦寒、黏腻食物，即使在盛夏也不要过食寒凉之品[19]。

1. 可用食疗方案[4]

（1）羊肉姜桂汤

【原料】 生姜 10 克，肉桂 3 克，小茴香 10 克，羊肉 500 克。

【制作】 取生姜、肉桂、小茴香于纱布袋盛装，与洗净切成滚刀块之羊肉一同置于砂锅内，熬煮至羊肉熟烂，捞出弃药袋，即可。

【功效】 温补脾胃，散寒止呕。

（2）韭菜炒鲜虾

【原料】 韭菜 250 克，鲜虾 400 克（去壳），菜油、食盐、葱、生姜、料酒各适量。

【制作】 韭菜洗净，切成长 3 厘米的节；鲜虾剥去壳，洗净；葱切成段，生姜切成米粒大小。锅烧热，倒入菜油，烧沸，放入葱爆锅，倒入虾仁和韭菜，再放入姜米、料酒，连续翻炒熟，起锅即成。

【功效】 健胃补虚，益精壮阳。

（3）八味黄芪酒

【原料】 黄芪 60 克，草薢、防风、川芎、牛膝各 45 克，独活、山萸肉各 30 克，五味子 60 克，酒 1500 克。

【制作】 将上药共为粗末，用白布袋盛，用酒浸于净器中，春夏 3 日，秋冬 5 日后开封，去渣。

【用法】 每日空腹温饮 1～2 杯。

【功效】 补肾助阳。

2. 可用药茶方案[4]

（1）龙眼姜枣茶

【原料】 龙眼肉 10 克，生姜 5 克，大枣 10 粒。

【制作】 生姜洗净、切片，加水煮沸后改用小火煮 10 分钟。大枣洗净后撕成小块，与切碎的龙眼肉一起，再冲入煮好的生姜水，加盖焖置 10 分钟左右。可加入红糖或蜂蜜适量调味。

【功效】　温经通络，驱寒回阳，补气血。

（2）陈皮大枣茶

【原料】　陈皮 10 克，大枣 10 克，红茶 3 克。

【制作】　陈皮切丝，大枣去核、撕成小块，与红茶一起用开水冲泡。

【功效】　益气健脾，暖胃和中。

3. 可用膏方方案

（1）助阳膏

【原料】　中药煎剂：黄芪 150 克，党参 150 克，仙茅 150 克，淫羊藿 200 克，阳起石 100 克，巴戟天 100 克，补骨脂 100 克，桑寄生 150 克，怀牛膝 150 克，熟附块 50 克，肉桂 50 克，杜仲 150 克，鹿角霜 100 克，狗脊 150 克，核桃仁 100 克，覆盆子 100 克，菟丝子 100 克，五味子 100 克，蛇床子 60 克，韭菜子 100 克，川续断 150 克，桑螵蛸 100 克，制香附 150 克，沉香（后下）30 克，当归 100 克，陈皮 80 克，女贞子 100 克，枸杞子 100 克，炒谷芽 100 克，炒麦芽 100 克，神曲 100 克，川芎 60 克，桂枝 100 克，金樱子 100 克，芡实 100 克。胶类药：阿胶 100 克，鹿角胶 150 克。调味药：蜂蜜 100 克，冰糖 200 克。

【用法】　温水兑服，1 次 1 匙（约 15 毫升/匙），第 1 周早饭前空腹服用 1 次，从第 2 周起，早饭前、晚睡前各服用 1 次。

【功效】　温补肾阳[5]。

（2）温阳通经膏

【原料】　中药煎剂：当归 150 克，桂枝 100 克，炒白芍 100 克，川芎 60 克，细辛 30 克，通草 30 克，制附子 30 克，生晒参 60 克，炒白术 150 克，干姜 60 克，茯苓 150 克，陈皮 100 克，淫羊藿 200 克，炙甘草 60 克。胶类药：龟板胶 50 克，鹿角胶 100 克，阿胶 50 克。调味药：生姜汁 100 毫升，蜂蜜 100 克，糖 100 克。

药物加减方法：睡眠欠佳者，加炒枣仁 150 克，夜交藤 200 克；食纳不馨者，加生山楂 100 克，炒麦芽 200 克；便秘者，加火麻仁 120 克，肉苁蓉 100 克；手足冷明显者，加桂枝至 120 克，肉桂（后下）50 克；胃及腹部冷明显者，加干姜至 100 克，加制附子至 50 克；腰部及膝盖怕冷明显者，加制附子至 50 克，杜仲 150 克。

【用法】　温水兑服，1 次 1 匙（约 15 毫升/匙），第 1 周早饭前空腹服用 1 次，从第 2 周起早饭前、晚睡前各服用 1 次。

【功效】　温补脾肾，散寒通经。

4. 注意事项

饮食调养不能代替药物，如有不适请寻求专业医生帮助。

（三）情志起居[6]

（1）情志调摄

阳虚状态的人群要注重调节自身情绪，加强精神调养，去忧悲，防惊恐和喜怒过度，努力消除不良情绪的影响。尤其是老年人要多交朋友，充实晚年生活，移情琴棋书画等，以排遣忧愁和寂寞。阳虚状态的人群适宜闻玫瑰花、茉莉花、薄荷、鼠尾草等芳香气味，多栽培上述花卉有益于培补阳气。多听令人轻度兴奋的乐曲，有利于振奋阳气。

（2）起居调摄

居住环境以温和的暖色调为宜，不宜在阴暗、潮湿、寒冷的环境下长期工作和生活。临睡前尽量不要饮水，且睡前要将小便排干净。多参加运动，少熬夜。阳虚状态的人群在夏天更应该注意关节的保暖，在春秋季或夏季空调房里尽量不穿露肩、露膝的衣服。

（四）运动保健

阳虚状态的人群要增加户外活动或者晒冬阳、晒秋阳、晒春阳，令身体与自然直接接触，阳气就被调动起来走肌表，行使卫外功能，尤其可以增加抗寒的能力。阳虚状态的人群锻炼时间最好选择春夏天，一天中又以阳光充足的上午为最好的时机，其他时间锻炼则应当在室内进行。可选用一些传统的健身功法，如太极拳、太极剑、太极站桩功、八段锦、五禽戏、保健功等。可反复练习太极站桩功中的"太极抱球站桩功"[5, 16]。

注意事项

若出现呼吸困难、眩晕、乏力、面色发白、大汗淋漓不止、胸闷、心胸刺痛等不适症状时，请立即停止运动，并前往最近的医院就诊，或拨打120急救。

（五）针灸推拿[6, 8]

常用穴位有太阳、印堂、百会、风池、命门、神阙、气海、关元等。

（1）太阳

【位置】 在耳郭前面，在颞部（前额两侧），当眉梢和外眼角的中点向后的凹陷处，大约0.5寸。

【操作方法】 将手掌搓热，贴于太阳穴上，稍稍用力，顺时针转揉10～20次，逆时针再转相同的次数。也可以将手掌贴在头上，以拇指指腹分别按在两边的太阳穴上，稍用力使太阳穴微感疼痛，然后，顺逆各转相同的次数。

（2）印堂

【位置】 位于额部，两眉头之间的中点凹陷处。

【操作方法】 拇指按揉，每次10秒，6次为1遍，每天3～5遍。按揉时以稍有疼痛感为宜，老年人动作要轻柔。

（3）百会

【位置】 位于头顶，两耳尖连线与正中线交点处。

【操作方法】 以食指指腹轻轻按揉百会，同时呼气、沉肩，将力度作用于手指，按顺时针和逆时针方向各按摩50圈，每日2～3次。常按百会穴可以清神醒脑，增强记忆力。

（4）风池

【位置】 胸锁乳突肌与斜方肌上端之间的凹陷处[9]。

【操作方法】 食指尖点压按摩，或拇指或中指按压轻揉，以局部酸胀为度。

（5）命门

【位置】　位于腰部，后正中线上，第2腰椎棘突下凹陷中。

【操作方法】　两腿分开，与肩同宽，左右手空半握拳，放于腰际，然后一拳击打神阙（即肚脐处），同时一拳击打命门，交替进行，共打36下，早、晚各1次，力度以自己适宜为主。

（6）神阙

【位置】　在腹部，肚脐中央。

【操作方法】　常用艾灸，具体方法如下：用湿纸巾或湿纱布包裹适量炒过的粗盐盖在肚脐上，再取2～3mm厚的生姜一片覆盖其上，扎上小孔以便透热，用艾炷或者艾条施灸[21]。

（7）气海

【位置】　在前正中线，脐下1.5寸。

【操作方法】　以右掌心紧贴气海，顺时针方向按摩100～200次，再换以左掌心逆时针方向按摩100～200次，以按摩至有热感为度。

（8）关元

【位置】　位于前正中线上，脐中下方3寸。

【操作方法】　双手交叉重叠置于关元上，稍用力，快速、小幅度地上下推动，以局部酸胀为度。

注意事项

在进行穴位疗法时，需要选择正规的医疗机构，严格遵守操作规范和注意事项，以免出现不必要的风险。

四、阴 虚 状 态

（一）状态特征

阴虚状态的人群常表现为形体适中或体形偏瘦，面色潮红，有烘热感，两目干涩，皮肤干燥，口干舌燥，视物模糊，头晕耳鸣[22]。平素不耐热邪，耐冬不耐夏，不耐受燥邪，盗汗，健忘失眠，小便短少，大便干结，舌红少津或少苔，脉弦细或数[19]。阴虚状态常有以下几种状态特征。

1）心阴虚：心悸，心烦，失眠，多梦，口燥咽干，形体消瘦，两颧潮红，或手足心热，潮热盗汗，舌红少苔乏津，脉细数[11]。

2）肺阴虚：干咳无痰，或痰少而黏，甚或痰中带血，声音嘶哑，形体消瘦，口干咽燥，五心烦热，潮热盗汗，两颧潮红，舌红少津，脉细数[11]。

3）肝阴虚：头晕眼花，两目干涩，视物不清，胁肋隐隐作痛，口燥咽干，五心烦热，两颧潮红，潮热盗汗，舌红少苔，脉弦细数[11]。

4）肾阴虚：腰膝酸软而痛，眩晕耳鸣，失眠多梦，形体消瘦，潮热盗汗，五心烦热，咽干颧红，男子阳强易举，遗精早泄，女子经少经闭，或见崩漏，舌红少苔或无苔，脉细数[11]。

5）脾阴虚：面色无华或萎黄，食欲不佳，不饥不食，唇干舌燥，大便偏干或秘结，形体消瘦，体无膏泽，夜间多汗，舌红、少苔。脾阴虚日久可影响他脏，如心失所养、肺金失润、肝木失濡、肾精失充，出现夜啼、干咳、惊风、矮小等[11]。

（二）饮食调养

阴虚状态的人群在正常饮食的基础上，宜多食甘凉滋润的食物，如小米、大麦、黄豆、绿豆、芹菜、豆腐、绿豆芽、枸杞子、西瓜、冬瓜、丝瓜、黄瓜、梨、荸荠、桑椹、甘蔗、柿子、柿饼、藕、鸭肉、蟹、甲鱼、牡蛎肉、蛤蜊肉、鸡蛋、鸭蛋、牛奶、百合、银耳、黑芝麻、蜂蜜、荸荠、海蜇、甘蔗、银耳、燕窝等。其中食补以甲鱼、银耳、鸭肉、蜂蜜、百合为佳。少食温燥、辛辣的食物。注意阴虚内热的人群往往容易过食寒凉而伤及脾胃，因此在服药、饮食方面应当注意徐徐图之，不可操之过急。同时应当注意顾护阴津，避免过用发汗、温燥之药物、食物[2, 13]。

1. 可用食疗方案[8]

（1）莲子百合煲瘦肉

【原料】　莲子 20 克，百合 20 克，猪瘦肉 100 克，盐适量。

【制作】　将莲子、百合、猪瘦肉加水适量同煲，待肉熟烂后用盐调味食用。

【用法】　1 日 1 次。

【功效】　清心润肺，益气安神。

（2）甲鱼二子汤

【原料】　甲鱼 1 只，女贞子、枸杞子各 20 克。

【制作】　甲鱼与女贞子、枸杞子同煮汤，调味。

【用法】　食甲鱼饮汤，连食数剂。

【功效】　滋阴，益肾填精。

（3）秋梨燕窝

【原料】　秋白梨 2 个，燕窝 5 克，冰糖 10 克。

【制作】　秋白梨切掉柄端，挖出核心，将燕窝、冰糖同放于梨中，用切下的柄端盖好，以竹签插定，略加水蒸熟。

【用法】　每日早晨食用。

【功效】　滋阴润肺，润燥化痰。

2. 可用药茶方案

莲心茶

【原料】　麦冬 12 克，莲心 3 克，绿茶 3 克。

【制作】　将所有材料以沸水冲泡饮用。

【用法】　每日 1 剂，不拘时频饮。

【功效】　养阴清火[8]。

3. 可用膏方方案[20]

（1）二冬膏

【原料】 天门冬（去心）、麦门冬（去心）各 50 克，蜂蜜适量。

【用法】 每次服 2 汤匙（约 9～15 克），日服 1～2 次，白开水送服。

【功效】 滋阴润肺，生津养胃。

（2）熟地膏

【原料】 熟地 300 克，蜂蜜适量。

【用法】 每次服 2 汤匙（约 9～15 克），日服 1～2 次，白开水送服。

【功效】 养血滋阴，益肾填精。

4. 注意事项

饮食调养不能代替药物，如有不适请寻求专业医生帮助。

（三）情志起居[6]

（1）情志调摄

阴虚状态的人群宜培养自己的耐性，可在安静的环境中练习书法、绘画等，尽量减少与人争执、动怒。宜欣赏曲调悠扬舒缓、轻柔抒情的音乐。

（2）起居调摄

居住环境宜安静，睡好"子午觉"。避免熬夜及在高温酷暑下工作，节制房事，勿吸烟。注意防晒，保持皮肤湿润。

（四）运动保健

阴虚状态的人群由于阳气偏亢，不宜进行剧烈运动，避免在炎热的夏天或闷热的环境中运动，以免出汗过多，损伤阴液。适合进行中小强度、间断的、动静相结合的锻炼形式，如太极拳、太极剑、八段锦、静气功、内练生津咽津的功法等。若平日有便秘者，可配合做腹部按摩，有助于调节状态，帮助排便[8]。可反复练习太极站桩功中的"白鹤亮翅站桩功"[7]。

注意事项

若出现呼吸困难、眩晕、乏力、面色发白、大汗淋漓不止、胸闷、心胸刺痛等不适症状时，请立即停止运动，并前往最近的医院就诊，或拨打 120 急救。

（五）针灸推拿[8]

常用穴位有三阴交、太溪、照海、太冲、太渊、肺俞、肾俞、涌泉等。

（1）三阴交

【位置】 位于小腿内侧，内踝尖上 3 寸，胫骨内侧缘后方。左右各一穴。

【操作方法】 拇指或中指按揉，每次按揉 5 分钟，每天 2 次，左右交替按揉，按揉时应有酸胀、发热的感觉。因有催产作用，孕妇忌揉。

（2）太溪

【位置】 在足内侧，内踝后方，内踝尖与跟腱之间的中点凹陷处。左右各一穴。

【操作方法】 拇指或中指按揉，每次按揉 5 分钟，左右交替按揉，按揉时应有酸胀、发热的感觉。

（3）照海

【位置】 位于足内侧，内踝尖下方凹陷处。左右各一穴。

【操作方法】 拇指或中指按揉，每次按揉 10 分钟，每天 2 次，左右交替按揉，按揉时应有酸胀、发热的感觉。

（4）太冲

【位置】 位于足背侧，当第 1 跖骨间隙的后方凹陷处，左右各一穴。简便取穴：用手指沿着足部第 1、2 趾间的夹缝向上移压，能感觉到动脉应手的位置即是太冲穴。

【操作方法】 先用温水泡脚 10～15 分钟，用双手拇指由涌泉穴向脚后跟内踝下方推按 5 分钟后，再由下向上至太冲推按 5 分钟。

（5）太渊

【位置】 位于腕掌侧横纹桡侧，桡动脉搏动处，左右各一穴。

【操作方法】 用拇指指腹按揉，力度以稍有疼痛感为宜。老年人按摩动作要轻柔，至穴位酸胀为度。

（6）肺俞

【位置】 当第 3 胸椎棘突下，旁开 1.5 寸，对称于脊柱，左右各一穴。

【操作方法】 用手掌根部按揉肺俞，以局部酸胀为度。对于连续性咳嗽，同时按摩天突（胸骨上窝凹陷处），用手掌根按揉左右肺俞各 36 次，再用拇指腹向后按揉天突 36 次，按揉以局部酸胀为度。

（7）肾俞

【位置】 当第 2 腰椎棘突下，旁开 1.5 寸，对称于脊柱，左右各一穴。

【操作方法】 用手掌根部按揉肾俞，以局部酸胀为度。该穴位也常采用艾灸或者拔罐的疗法。

（8）涌泉

【位置】 在足底，足掌的前 1/3，弯曲脚趾时的凹陷处左右各一穴。

【操作方法】 晚上洗脚后，双手搓热，以手心的劳宫（在手掌心，握拳屈指时中指尖处）对准涌泉，右手搓左脚，左手搓右脚，反复揉搓，至局部有热感为度，可以起到交通心肾，引火归元的作用。

注意事项

在进行穴位疗法时，需要选择正规的医疗机构，严格遵守操作规范和注意事项，以免出现不必要的风险。

五、血虚状态

（一）状态特征[11]

血虚状态的人群常表现为面色苍白，唇色及爪甲淡白无华，头晕目眩，精神倦怠，心悸心慌，肢体麻木，皮肤干燥作痒，失眠健忘，多梦，大便偏干，小便调，妇女月经量少、延期，甚至闭经等症状，舌淡苔白，脉细弱。血虚状态常有以下几种状态特征。

1）心血虚：心悸怔忡，失眠，多梦，健忘，头晕眼花，面色淡白或萎黄，唇舌色淡，脉细或结代。

2）肝血虚：头晕目眩，视力减退，或夜盲，爪甲不荣，肢体麻木，失眠多梦，妇女月经量少、色淡，甚则闭经，面唇淡白，舌淡，脉细。

（二）饮食调养

血虚状态的人群在正常饮食的基础上，宜多食用益气补血、养血的食物，如动物肝脏、鸡鸭血、牛羊肉、牛奶、蛋类、鱼类、豆制品、花生、枸杞子、胡萝卜、黑木耳、桂圆、樱桃、水蜜桃、荔枝、葡萄、桑椹、大豆、赤豆、糯米、高粱等食物[2]。少吃辣椒、肉桂、胡椒、芥末等辛辣热性食物以及冷冻饮料等[23]。

1. 可用食疗方案

（1）猪心枣仁汤[4]

【原料】 猪心 1 具，茯神、酸枣仁各 15 克，远志 6 克，食盐适量。

【制作】 将猪心剖开，洗净，置砂锅内，再将酸枣仁（洗后再打碎）、茯神、远志洗净后一并放入锅内，加水适量；先用武火烧沸，除去浮沫后改用文火，炖至猪心熟透，加适量食盐调味。

【功效】 养心益肝，补血安神。

（2）归芪补血乌鸡汤[24]

【原料】 当归、黄芪各 25 克，乌鸡 1 只，盐少许。

【制作】 将乌鸡洗净剁块，放入沸水汆烫、捞起。乌鸡块和当归、黄芪一起入锅，加 800 毫升水，以大火煮开，再转小火续炖 25 分钟。加盐调味即成。

【功效】 补血养血。

（3）归脾麦片粥[6]

【原料】 党参、黄芪各 15 克，当归、酸枣仁、甘草各 10 克，丹参 12 克，桂枝 5 克，麦片 60 克，桂圆肉 20 克，大枣 5 枚。

【制作】 党参、黄芪、当归、酸枣仁、甘草、丹参、桂枝置清水内浸 1 小时后，捞出，加水 1000 毫升，煎汁去渣；加入麦片、桂圆肉、大枣（劈开），共煮为粥。

【用法】 日服 2 次。

【功效】 健脾养心，益气补血。

2. 可用药茶方案

花生叶茶[4]

【原料】 花生叶 50 克，冰糖适量。

【制作】 花生叶水煎取汁，入冰糖溶化。

【功效】 养血安神。

3. 可用膏方方案[25]

（1）糯米阿胶膏

【原料】　阿胶 30 克，大枣 20 克，糯米 100 克，红糖适量。

【用法】　温水兑服，1 次 1 匙（约 15 毫升/匙）。

【功效】　补血养血。

（2）芝麻蜜膏

【原料】　黑芝麻 100 克，蜂蜜 150 克，玉米粉 250 克，面粉 500 克，鸡蛋 2 个，干发酵粉 25 克。

【用法】　温水兑服，1 次 1 匙（约 15 毫升/匙）。

【功效】　和胃消食，益肾养血。

4. 注意事项

饮食调养不能代替药物，如有不适请寻求专业医生帮助。

（三）情志起居[26]

（1）情志调摄

血虚状态的人群应培养乐观、欢乐的情绪，可以听一听音乐，欣赏戏剧，观赏幽默的相声或哑剧，使心情放松。劳逸结合，怡养情志，振奋精神。

（2）起居调摄

居住环境温暖舒适，多晒太阳。生活要规律，要避免劳累，多注意眼睛的休息和保养，切不可劳心过度。适当参加运动锻炼。穿衣面料以棉、麻、丝等天然纤维为佳，尽量保持宽松舒适为主。

（四）运动保健

血虚状态的人群者宜选择较柔和、活动量小的运动方式，如散步、太极拳、八段锦、慢跑等，或练坐式的功法，以强壮身体，补充血气，要以"不感劳累"为原则。可反复练习八段锦的"调理脾胃须单举""背后七颠百病消"和五禽戏的"虎戏""鸟戏"[27]。

注意事项

若出现呼吸困难、眩晕、乏力、面色发白、大汗淋漓不止、胸闷、心胸刺痛等不适症状时，请立即停止运动，并前往最近的医院就诊，或拨打 120 急救。

（五）针灸推拿[8]

常用穴位有足三里、气海、关元、血海等。

（1）足三里

【位置】　在小腿外侧，外膝眼下 3 寸，胫骨前 1 横指处，左右各一穴。简便取穴：把手掌按在同侧膝盖上，手心正对膝盖骨，四指略分开，无名指指尖下便是足三里穴。

【操作方法】　食指尖点压按摩，或拇指或中指按压轻揉，以局部酸胀为度。

（2）气海

【位置】 在前正中线，脐下1.5寸。

【操作方法】 以右掌心紧贴气海，顺时针方向按摩100～200次，再换以左掌心逆时针方向按摩100～200次，以按摩至有热感为度。

（3）关元

【位置】 位于前正中线上，脐中下方3寸。

【操作方法】 双手交叉重叠置于关元上，稍用力，快速、小幅度地上下推动，以局部酸胀为度。

（4）血海

【位置】 位于大腿内侧，屈膝，在髌骨底内侧缘上2寸，股四头肌内侧头的隆起处。

【操作方法】 拇指或中指按揉，每次按揉5分钟，每天2次，左右交替按揉，按揉时以有酸、麻、胀的感觉为度。

注意事项

在进行穴位疗法时，需要选择正规的医疗机构，严格遵守操作规范和注意事项，以免出现不必要的风险。

六、痰湿状态

（一）状态特征[1, 22]

痰湿状态的人群常表现为体型肥胖，腹部肥满，喜食肥甘厚腻，面部油垢，易生粉刺，口中黏腻，口渴不欲饮水，或腹中胀满不适，大便黏腻不爽，或胸闷痰多，倦怠乏力，头重如裹，肢体不仁，男性阴囊潮湿，女性带下增多等，舌色淡或淡红，舌苔色白质腻，厚如猪油覆盖，或润或滑，脉沉滑。痰湿状态常有以下几种状态特征。

1）痰阻心脉：以憋闷为特点，多伴体胖痰多、身重困倦、苔白腻、脉沉滑或沉涩等痰浊内盛的症状。

2）痰湿壅肺：咳嗽，咯痰，咳声重浊、沉闷，语声重浊，新病喑哑或失音，咽部淡红漫肿，疼痛轻微，舌苔白腻，脉滑。

3）肝风夹痰：头晕而重，如物缠裹，肢体麻木，或神志错乱而为癫、狂、痴、痫，或肢体麻木、半身不遂，或某些部位出现圆滑柔韧的包块等，痰多，苔腻，脉滑。

4）痰湿困脾：胸闷脘痞，纳呆，泛恶，呕吐痰涎，困倦嗜睡，头目昏沉，肢体困重，口中黏腻不适，苔腻脉濡。

（二）饮食调养

痰湿状态的人群在低盐低脂饮食的基础上，宜多食健脾助运、祛湿化痰的食物，如冬瓜、白萝卜、扁豆、荠菜、紫菜、海带、海蜇、洋葱、香椿、山药、小米、玉米、芡实、薏苡仁、赤小豆、荸荠、白果、大枣、鲫鱼、带鱼、鲢鱼、鳟鱼等。可适当应用桂枝、花椒、陈皮、砂仁、草果、红曲、白蔻仁等辛温燥湿的调味品。少食肥甘油腻、酸涩食品、寒凉酸味水果，如猪肥肉、油炸食品、冰淇淋及碳酸饮料等。忌过饱。吃早餐，禁夜宵[4, 6, 8]。

1. 可用食疗方案

（1）山药冬瓜汤

【原料】 山药 50 克，冬瓜 150 克。

【制作】 山药、冬瓜置锅中慢火煲 30 分钟，调味。

【功效】 健脾益气，利湿[2]。

（2）五苓粥

【原料】 泽泻 12 克，茯苓、猪苓、白术各 9 克，桂枝 6 克，粳米 100 克。

【制作】 先取茯苓等 5 味中药于砂锅内煎煮，沸后文火保持 30 分钟，反复 2 次。过滤去渣留汁，备用；再取粳米淘洗干净，加水熬煮至八九分熟烂，加入上述备用之药汁，继续熬煮至熟烂，即可。

【用法】 温热服，每日 2 次，3～5 日为 1 疗程。

【功效】 利水渗湿，温阳化气[3]。

（3）芡实薏米粥

【原料】 芡实 30 克，薏苡仁 100 克，陈皮 5 克，莲子 20 克。

【制作】 先将芡实、莲子、薏苡仁放在清水中浸泡半小时。锅中添水烧热，放入芡实、莲子、薏苡仁大火煮开，然后转小火炖半个小时，粥熟后加入少许盐和鸡精调味即可。

【功效】 健脾利湿[4]。

2. 可用药茶方案

扁豆山药茶

【原料】 白扁豆、山药各 20 克。

【制作】 将白扁豆炒黄、捣碎，山药切片，两者水煎取汁。

【功效】 健脾益气[14]。

3. 可用膏方方案[5]

（1）化痰除湿膏

【原料】 中药煎剂：法半夏 100 克，橘红 100 克，桔梗 100 克，枳实 100 克，熟大黄 50 克，川芎 60 克，炒白芍 100 克，茯苓 100 克，炙甘草 30 克，黄芩 100 克，苍术 100 克，神曲 100 克，山楂 100 克，浙贝母 100 克，竹茹 100 克，佛手 100 克，香橼 100 克，制南星 60 克，泽泻 150 克，荷叶 100 克，姜黄 100 克，制首乌 150 克，黄芪 100 克，党参 100 克，炒白术 100 克，白扁豆 100 克，怀山药 100 克，莲子肉 100 克，薏苡仁 200 克，广木香 100 克。胶类药：阿胶 200 克。调味药：冰糖 250 克。

【用法】 温水兑服，1 次 1 匙（约 15 毫升/匙），第 1 周早饭前空腹服用 1 次，从第 2 周起，早饭前、晚睡前各服用 1 次。

【功效】 化痰除湿。

（2）平胃化湿膏

【原料】 中药煎剂：苍术 100 克，陈皮 100 克，厚朴 100 克，枳实 100 克，干姜 60 克，党参 120 克，生麦芽 100 克，藿香 100 克，茯苓 150 克，生白术 150 克，炒薏苡仁 150 克，泽泻 150 克，荷叶 60 克，砂仁（后下）50 克。胶类药：鹿角胶 100 克，阿胶 100 克。调味药：生姜汁 200 毫升，冰糖 100 克。

药物加减方法：睡眠欠佳者，加炙远志 60 克，夜交藤 200 克；食纳欠馨者，加生山楂 150 克，炒麦芽 200 克；便秘者，加生白术至 300 克，莱菔子 150 克；嗳气者，加刀豆壳 100 克，八月札 100 克；反酸者，加黄连 50 克，吴茱萸 30 克。

【用法】 温水兑服，1 次 1 匙（约 15 毫升/匙），第 1 周早饭前空腹服用 1 次，从第 2 周起，早饭前、晚睡前各服用 1 次。

【功效】 化痰除湿，理气和胃。

4. 注意事项

饮食调养不能代替药物，如有不适请寻求专业医生帮助。

（三）情志起居[2]

（1）情志调摄

痰湿状态的人群宜多交流、多参加社会活动，培养广泛的兴趣爱好；欣赏欢快、活泼、振奋的音乐，保持良好的心理状态。

（2）起居调摄

居住环境宜干燥，不宜潮湿，要注意多晒太阳，有利于祛散湿气。养成良好的起居节律，按时睡眠，多运动；晚上睡觉枕头不宜过高，防止打鼾加重；穿衣面料以棉、麻、丝等透气散湿的天然纤维为佳。

（四）运动保健

痰湿状态的人群平时应多进行户外运动，运动锻炼以有氧运动为主，不宜操之过急，老年人应选择一些缓和、容易坚持的运动项目，根据身体素质适当选择，如慢跑、游泳、武术、太极拳、太极剑，以及适合自己的各种舞蹈及球类运动；也可选择举重、平衡球等力量耐力锻炼以增加身体肌肉含量；也可选择八段锦、五禽戏、站桩功、保健功、长寿功等养生功法[8]。可反复练习八段锦的"调理脾胃须单举""攒拳怒目增气力"，五禽戏的"熊戏"，以及太极站桩功的"斜形站桩功"[27]。

注意事项

若出现呼吸困难、眩晕、乏力、面色发白、大汗淋漓不止、胸闷、心胸刺痛等不适症状时，请立即停止运动，并前往最近的医院就诊，或拨打 120 急救。

（五）针灸推拿[8]

常用穴位有三阴交、太溪、照海、太冲、太渊、肺俞、肾俞、涌泉等。

（1）三阴交

【位置】 位于小腿内侧，内踝尖上 3 寸，胫骨内侧缘后方。左右各一穴。

【操作方法】 拇指或中指按揉，每次按揉 5 分钟，每天 2 次，左右交替按揉，按揉时应有酸胀、发热的感觉。因有催产作用，孕妇忌揉。

（2）太溪

【位置】 在足内侧，内踝后方，内踝尖与跟腱之间的中点凹陷处。左右各一穴。

【操作方法】 拇指或中指按揉，每次按揉 5 分钟，左右交替按揉，按揉时应有酸胀、发热的感觉。

（3）照海

【位置】 位于足内侧，内踝尖下方凹陷处。左右各一穴。

【操作方法】 拇指或中指按揉，每次按揉 10 分钟，每天 2 次，左右交替按揉，按揉时应有酸胀、发热的感觉。

（4）太冲

【位置】 位于足背侧，当第 1 跖骨间隙的后方凹陷处，左右各一穴。简便取穴：用手指沿着足部第 1、2 趾间的夹缝向上移压，能感觉到动脉应手的位置即是太冲穴。

【操作方法】 先用温水泡脚 10～15 分钟，用双手拇指由涌泉穴向脚后跟内踝下方推按 5 分钟后，再由下向上至太冲推按 5 分钟。

（5）太渊

【位置】 位于腕掌侧横纹桡侧，桡动脉搏动处，左右各一穴。

【操作方法】 用拇指指腹按揉，力度以稍有疼痛感为宜。老年人按摩动作要轻柔，至穴位酸胀为度。

（6）肺俞

【位置】 当第 3 胸椎棘突下，旁开 1.5 寸，对称于脊柱，左右各一穴。

【操作方法】 用手掌根部按揉肺俞，以局部酸胀为度。对于连续性咳嗽，同时按摩天突（胸骨上窝凹陷处），用手掌根按揉左右肺俞各 36 次，此为 1 遍；再用拇指腹向后按揉天突 36 次，此为 1 遍，按揉以局部酸胀为度。

（7）肾俞

【位置】 当第 2 腰椎棘突下，旁开 1.5 寸，对称于脊柱，左右各一穴。

【操作方法】 用手掌根部按揉肾俞，以局部酸胀为度。该穴位也常采用艾灸或者拔罐的疗法。

（8）涌泉

【位置】 在足底，足掌的前 1/3、弯曲脚趾时的凹陷处，左右脚各一穴。

【操作方法】 晚上洗脚后，双手搓热，以手心的劳宫（在手掌心，握拳屈指时中指尖处）对准涌泉，右手搓左脚，左手搓右脚，反复揉搓，至局部有热感为度，可以起到交通心肾，引火归元的作用。

注意事项

在进行穴位疗法时，需要选择正规的医疗机构，严格遵守操作规范和注意事项，以免出现不必要的风险。

七、湿　热　状　态

（一）状态特征

湿热状态的人群常表现为形体适中或偏瘦，面垢油光，易生痤疮，汗出黏腻较黄，身重困倦，动作敏捷，反应灵敏，喜运动，急躁易怒，口干口苦，大便溏但黏滞不畅或燥结，小便短黄，男性多有阴囊潮湿，女性带下色黄，外阴异味重，舌质偏红，苔黄、滑腻，脉濡数或滑数[11, 26]。湿热状态常有以下几种状态特征。

1）湿热蕴脾：脘腹胀闷，纳呆，恶心欲呕，口苦口黏，渴不多饮，便溏不爽，小便短黄，肢体困重，或身热不扬，汗出热不解，或见面目发黄、色鲜明，或皮肤瘙痒，舌质红，苔黄腻，脉濡数[11]。

2）肝胆湿热：胁肋胀痛，纳呆腹胀，泛恶欲呕，口苦厌油，身目发黄，大便不调，小便短黄；或寒热往来，舌红，苔黄腻，脉弦滑数；或阴部潮湿、瘙痒、湿疹，阴器肿痛，带下黄臭等[11]。

3）大肠湿热：腹痛，腹泻，肛门灼热，或暴注下泻，色黄味臭；或下痢赤白脓血，里急后重，口渴，小便短赤，或伴恶寒发热，或但热不寒；舌红苔黄腻，脉滑数或濡数[11]。

4）膀胱湿热：尿频，尿急，尿道灼痛，小便短黄或混浊，或尿血，或尿中见砂石，小腹胀痛，或腰、腹掣痛，或伴发热，舌红苔黄腻，脉滑数[11]。

（二）饮食调养

湿热状态的人群宜适量食用甘寒或苦寒的清利化湿食物，如绿豆（芽）、绿茶、薏苡仁、赤小豆、扁豆、玉米、茯苓、芹菜、白菜、卷心菜、黄瓜、苦瓜、西瓜、冬瓜、苋菜、莴苣、生菜、油菜、空心菜、番茄、藕、鲫鱼、鸭肉、梨、圣女果、柚子、香瓜等[2]。忌性热、生湿、肥甘厚腻的食物，尤其不可多饮高糖饮料、嗜烟好酒[6]。

1. 可用食疗方案[4]

（1）金银花水鸭汤

【原料】　金银花9克，生地6克，水鸭1只，猪瘦肉250克，生姜2～3片。

【制作】　金银花、生地洗净，稍浸泡；水鸭宰净，去肠杂、尾巴部，洗净砍件；猪瘦肉洗净，不用刀切。然后将所有原料与生姜一起放进瓦煲内，加入清水3000毫升（约12碗水量），先用武火煲沸，再改为文火煲3小时，调入适量食盐和生油便可。

【功效】　清热利湿。

（2）炒绿豆芽

【原料】　绿豆芽250克，菜油、生姜、葱、食盐各适量。

【制作】　绿豆芽挑去杂质，洗净；菜油放入热锅内，加热，然后下入绿豆芽，再放食盐、酱油，翻炒去生，加味精即成。

【功效】 清热利湿。

（3）香椿鱼

【原料】 鲜香椿叶 250 克，菜油 500 克，淀粉、食盐、生姜、葱各适量。

【制作】 香椿叶洗净，切碎，调入面糊（或豆粉糊）和食盐少许。菜油倒入锅内烧热，把裹糊料的香椿用勺徐徐放入油锅内成条索状，形似小鱼，待炸黄熟透后捞出即成。

【功效】 清热利湿。

2. 可用药茶方案[8]

香薷茶

【原料】 香薷 9 克，厚朴 6 克，白扁豆 20 克。

【制作】 将所有材料研为粗末，纳入热水瓶中，冲入沸水大半瓶，盖焖约 15 分钟。

【用法】 频频饮用，一日内饮尽。

【功效】 发汗清暑，化湿和中。

3. 可用膏方方案[5]

（1）清热利湿膏

【原料】 中药煎剂：黄芩 100 克，黄连 100 克，黄柏 100 克，茵陈 300 克，滑石 100 克，栀子 100 克，熟大黄 80 克，法半夏 100 克，橘红 100 克，枳实 100 克，川芎 60 克，炒白芍 150 克，茯苓 100 克，苍术 100 克，神曲 100 克，山楂 100 克，竹茹 100 克，佛手 100 克，香橼 100 克，胆南星 50 克，泽泻 150 克，荷叶 100 克，制首乌 150 克，党参 100 克，白扁豆 100 克，黑料豆 100 克，莲子肉 100 克，薏苡仁 200 克，生甘草 30 克，决明子 150 克，虎杖 150 克。胶类药：阿胶 200 克。调味药：冰糖 250 克。

【用法】 温水兑服，1 次 1 匙（约 15 毫升/匙），第 1 周早饭前空腹服用 1 次，从第 2 周起，早饭前、晚睡前各服用 1 次。

【功效】 化痰除湿。

（2）祛痘化湿膏

【原料】 中药煎剂：茵陈 200 克，桑白皮 100 克，炒黄芩 100 克，生山楂 100 克，炒薏苡仁 150 克，制大黄 30 克，生栀子 100 克，炒白芍 120 克，茯苓 150 克，炒白术 150 克，干姜 30 克，砂仁（后下）30 克，白芷 30 克，炙甘草 30 克。胶类药：龟板胶 150 克，阿胶 50 克。调味药：生姜汁 200 毫升，冰糖 100 克。

药物加减方法：睡眠欠佳者，加百合 200 克，夜交藤 200 克；食纳欠佳者，加生山楂至 150 克，炒麦芽 200 克；便秘者，加制大黄至 60 克，决明子 150 克。

【用法】 温水兑服，1 次 1 匙（约 15 毫升/匙），第 1 周早饭前空腹服用 1 次，从第 2 周起，早饭前、晚睡前各服用 1 次。

【功效】 运脾化湿，清热祛痘。

4. 注意事项

饮食调养不能代替药物，如有不适请寻求专业医生帮助。

（三）情志起居[6]

（1）情志调摄

宜稳定情绪，尽量避免烦恼，保持稳定的心态，可选择不同形式的兴趣爱好。宜欣赏悠扬的乐曲。

（2）起居调摄

居室宜干燥、通风良好，避免居处潮热，可在室内用除湿器或空调改善湿、热的环境；选择款式宽松，透气性好的天然棉、麻、丝质服装，尤其避免穿紧身的内衣。

（四）运动保健

湿热状态的人群体内阳气充足，内有蕴热，适合做大强度、大运动量，有益于心脏血脉的活动，如中长跑、游泳、爬山、球类、武术、瑜伽、广播操等，其中游泳是最佳选择；健身气功方面，以太极拳、八段锦、五禽戏、动桩功、保健功、长寿功为宜，使全身各部位都能活动，以助气血运行为原则[8]。可反复练习八段锦的"调理脾胃须单举""攒拳怒目增气力"和五禽戏的"熊戏"[27]。

在盛夏暑湿较重的季节，由于气温高、湿度大，应减少户外活动。可选择清晨或晚间相对凉爽时进行适量运动，有利于排湿毒。特别在春季要多做筋骨肌肉关节的舒展运动，以利肝胆功能的发挥[8]。

注意事项

若出现呼吸困难、眩晕、乏力、面色发白、大汗淋漓不止、胸闷、心胸刺痛等不适症状时，请立即停止运动，并前往最近的医院就诊，或拨打120急救。

（五）针灸推拿[6, 8]

常用穴位有曲池、太白、三阴交、地机、足三里、丰隆等。

（1）曲池

【位置】 位于肘部，在肘横纹外侧端，屈肘，当尺泽与肱骨外上髁连线中点。

【操作方法】 食指尖点压按摩，或拇指或中指按压轻揉，以局部酸胀为度。

（2）太白

【位置】 在足内侧缘，当足大趾本节（第1跖趾关节）后下方赤白肉际凹陷处，左右各一穴。

【操作方法】 用拇指指腹按揉，力度以稍有疼痛感为宜。老年人按摩动作要轻柔，至穴位酸胀为度。

（3）三阴交

【位置】 位于小腿内侧，内踝尖上3寸，胫骨内侧缘后方。左右各一穴。

【操作方法】 拇指或中指按揉，每次按揉5分钟，每天2次，左右交替按揉，按揉时应有酸胀、发热的感觉。因有催产作用，孕妇忌揉。

（4）地机

【位置】　位于小腿内侧，在胫骨内侧髁后下方，下3寸处。左右各一穴。

【操作方法】　拇指或中指按揉，每次按揉5分钟，每天2次，左右交替按揉，按揉时以有酸、麻、胀的感觉为度。

（5）足三里

【位置】　在小腿外侧，外膝眼下3寸，胫骨前1横指处，左右各一穴。简便取穴：把手掌按在同侧膝盖上，手心正对膝盖骨，四指略分开，无名指指尖下便是足三里穴。

【操作方法】　食指尖点压按摩，或拇指或中指按压轻揉，以局部酸胀为度。

（6）丰隆

【位置】　位于小腿前外侧，外踝尖上8寸，距胫骨前缘两横指。左右各一穴。

【操作方法】　拇指或中指按揉，每次按揉5分钟，每天2次，左右交替按揉，按揉时以有酸、麻、胀的感觉为度。

注意事项

在进行穴位疗法时，需要选择正规的医疗机构，严格遵守操作规范和注意事项，以免出现不必要的风险。

八、实 热 状 态

（一）状态特征

实热状态的人群形体偏瘦者较多，常表现为面红，目红，出汗多，口舌干燥，咽干，咽痛，精力充沛，烦躁易怒，失眠多梦，食欲佳，大便干结，小便黄，舌红，苔黄，或少津，脉滑、实或弦[11, 28]。实热状态常有以下几种状态特征。

1）心火亢盛：心烦失眠，或狂躁谵语，神志不清；或舌上生疮，溃烂疼痛；或吐血，衄血；或小便短赤，灼热涩痛；伴见发热口渴，便秘尿黄，面红舌赤，苔黄脉数[11]。

2）肺热炽盛：咳嗽，气喘，胸痛，气息灼热，咽喉红肿疼痛，发热，口渴，大便秘结，小便短赤，舌红苔黄，脉数[11]。

3）肝火炽盛：头目胀痛，眩晕，面红目赤，口苦口干，急躁易怒，失眠多梦，耳鸣耳聋，或耳痛流脓，或胁肋灼痛，或吐血、衄血，大便秘结，小便短黄，舌红苔黄，脉弦数[11]。

4）小肠实热：小便短赤，灼热涩痛，尿血，心烦口渴，口舌生疮，脐腹胀痛，舌红，苔黄，脉数[11]。

5）胃热炽盛：胃脘灼痛、拒按，消谷善饥，口气臭秽，齿龈红肿疼痛，甚则化脓、溃烂，或见齿衄，渴喜冷饮，大便秘结，小便短黄，舌红苔黄，脉滑数[11]。

（二）饮食调养

实热状态的人群在正常饮食的基础上，宜多食清热泻火的水果、蔬菜，如白菜、芹菜、番茄、莲藕、紫菜、海带、竹笋、茭白、马齿苋、淡豆豉、萝卜、冬瓜、黄瓜、荸荠、槐花、香蕉、西瓜、柿子、苦瓜、甜瓜、梨、甘蔗等[19]。少食辛辣燥烈之品，如辣椒、姜、葱等[23]。对于牛肉、羊肉、狗肉、鸡肉、鹿肉等温阳食物，宜少食用。

1. 可用食疗方案[3]

（1）绿豆粥

【原料】 绿豆 25 克，粳米 100 克，冰糖适量。

【制作】 将绿豆、粳米淘洗干净，放入砂锅内，加水适量，用武火烧沸，再用文火煎熬，直至烂熟；将冰糖汁兑入粥内，搅拌均匀即成。

【功效】 清热解毒，消暑热。

（2）荷叶冬瓜汤

【原料】 鲜荷叶 50 克，鲜冬瓜 250 克，食盐适量。

【制作】 取鲜荷叶、鲜冬瓜洗净，共同置锅内，加水适量，熬汤至熟，加食盐调味，即可。

【功效】 祛暑利湿。

（3）七品蒸鸭

【原料】 白鸭 1 只（2000 克左右），连翘、丹皮各 15 克，金银花、白茅根各 30 克，赤芍 20 克，元参、延胡索各 10 克，调料适量。

【制作】 鸭治净，沸水焯透，冷水洗净，沥干。把药物全部纳入鸭腹，入砂锅中，兑入清汤，加黄酒、胡椒粉、生姜、葱、盐等调料，盖上锅盖，用湿棉纸封好砂锅口，大火蒸 3 小时。

【功效】 清热育阴，活血止痛。

2. 可用药茶方案[4]

三叶茶

【原料】 鲜荷叶、丝瓜叶、苦瓜叶各等份。

【制作】 水煎，取汁。

【用法】 代茶频饮。

【功效】 清解暑热。

3. 可用膏方方案[20]

（1）一醉膏

【原料】 甘草（为粗末）20 克，没药（研）0.4 克，瓜蒌果实（去皮）1 个。用无灰酒 3000 毫升熬至 1000 毫升。

【用法】 连服数次服尽。

【功效】 清热解毒。

（2）二冬膏

【原料】 天冬、麦冬各 60 克，瓜蒌仁 30 克，橘红 15 克，蒸百部 30 克，天竺黄、竹茹各 15 克，白蜜 90 克，白糖（或冰糖）90 克收膏。

【用法】 每次 1 匙，开水冲服，1 日 3～4 次。

【功用】 清热化痰，润肺止咳。

4. 注意事项

饮食调养不能代替药物，如有不适请寻求专业医生帮助。

（三）情志起居[29]

（1）情志调摄

平日要加强道德修养和意志锻炼，培养良好的性格。同时，实热状态的人群还要学会有意识地控制自己，遇到可怒之事，应用理性克服情感上的冲动。

（2）起居调摄

保持面部皮肤的清洁卫生，保证睡眠，定时排便，防止便秘，多喝水帮助体内代谢。一旦出现痤疮，不要用手挤压，以免引起细菌感染。

（四）运动保健

实热状态的人群应积极参加体育锻炼，根据爱好选择八段锦、五禽戏、武术、太极拳、游泳、跑步、骑车、登山、各种球类运动、瑜伽等健身方式，锻炼心肺功能以达到强身健体的功能。可反复练习八段锦的"摇头摆尾去心火""背后七颠百病消"和五禽戏的"鹿戏""猿戏""鸟戏"[27]。

注意事项

若出现呼吸困难、眩晕、乏力、面色发白、大汗淋漓不止、胸闷、心胸刺痛等不适症状时，请立即停止运动，并前往最近的医院就诊，或拨打 120 急救。

（五）针灸推拿[8, 9]

常用穴位有大椎、曲池、合谷、少商、神门等。

（1）大椎

【位置】 位于后颈部，第 7 颈椎棘突下凹陷中。

【操作方法】 先将双手掌心来回搓 1 分钟至发热，然后迅速按到大椎上，接着沿背部正中线以大椎为中心上下搓动，使热力向下渗透，使大椎穴局部发热发烫，并向四周发散。

（2）曲池

【位置】 位于肘部，在肘横纹外侧端，屈肘，当尺泽与肱骨外上髁连线中点。

【操作方法】 食指尖点压按摩，或拇指或中指按压轻揉，以局部酸胀为度。

（3）合谷

【位置】 在手背，第 1、2 掌骨间，第 2 掌骨桡侧中点处，即通常说的虎口处。

【操作方法】 拇指按揉，每次按揉 2～3 分钟，按揉时以有酸、麻、胀的感觉为宜。

（4）少商

【位置】 在手拇指末节桡侧，距指甲角 0.1 寸。

【操作方法】 拇指按揉，每次按揉 2～3 分钟，按揉时以有酸、麻、胀的感觉为宜。

（5）神门

【位置】 腕横纹尺侧端，尺侧腕屈肌腱的桡侧凹陷处。

【操作方法】 拇指按揉，每次按揉2～3分钟，按揉时以有酸、麻、胀的感觉为宜。

注意事项

在进行穴位疗法时，需要选择正规的医疗机构，严格遵守操作规范和注意事项，以免出现不必要的风险。

九、血瘀状态

（一）状态特征

血瘀状态的人群形体胖瘦均见，典型血瘀状态者多偏瘦，面色晦暗或有褐斑，口唇颜色偏暗，表情呆板，肤色晦暗或有瘀斑，健忘，心烦易怒，纳差，大便不爽或便秘，易脱发，舌暗或有瘀点，舌下络脉紫暗或增粗，脉多细涩或结、代[1, 30]。血瘀状态常有以下几种状态特征。

1）瘀阻心脉：以刺痛为特点，伴见舌质晦暗，或有青紫色斑点，脉细、涩、结、代等瘀血内阻的症状[11]。

2）瘀阻脑络：头晕不已，头痛如刺，痛处固定，经久不愈，健忘，失眠，心悸，或头部外伤后昏不知人，面色晦暗，舌质紫暗或有紫斑、紫点，脉细涩[11]。

3）脉络瘀阻：久病体虚，四肢痿弱，肌肉瘦削，手足麻木不仁，四肢青筋显露，可伴有肌肉活动时隐痛不适，舌痿不能伸缩，舌质暗淡或有瘀点瘀斑，脉细涩[11]。

（二）饮食调养

血瘀状态的人群在正常饮食的基础上，宜多食用具有调畅气血作用的食物，如黑豆、韭菜、茴香、洋葱、油菜、香菇、蘑菇、茄子、金针菇、大蒜、桂皮、生姜、山楂、醋、番木瓜、佛手、玫瑰花、茉莉花等[2]。少食收涩、寒凉、冰冻之物，以及高脂肪、高胆固醇、油腻食物，如乌梅、柿子、石榴、苦瓜、花生米、蛋黄、虾、奶酪等。女性月经期间慎用活血类食物[24]。

1. 可用食疗方案

（1）活血茶叶蛋

【原料】 丹参、红花各15克，桃仁10克，鸡蛋4个，茶叶3克。

【制作】 先将三药煮30分钟，离火冷却后再上火，入茶叶、鸡蛋同煮，蛋熟后打破蛋壳，小火煮至蛋白变成紫红色即成。

【用法】 去蛋黄食蛋白，每日1～2个。

【功效】 活血化瘀，通络止痛[4]。

（2）山楂红糖汤

【原料】 生山楂10枚，红糖30克。

【制作】 生山楂冲洗干净，去核打碎，放入锅中，加清水煮约20分钟。

【用法】 调以红糖进食。

【功效】 活血散瘀[4]。

（3）黑豆川芎粥

【原料】 川芎10克，黑豆25克，粳米50克，红糖适量。

【制作】 将川芎用纱布包裹，和黑豆、粳米一起煮粥，待熟后加入红糖。

【用法】 分次温服。

【功效】 活血祛瘀，行气止痛[8]。

2. 可用药茶方案[8]

当归川芎茶

【原料】 当归6克，川芎2克。

【制作】 将当归、川芎放入杯中，用沸水冲泡（或水煎）成茶。

【用法】 代茶频饮。

【功效】 补血活血。

3. 可用膏方方案[5]

（1）活血化瘀膏

【原料】 中药煎剂：桃仁100克，红花80克，生地100克，赤芍100克，当归100克，川芎100克，丹参200克，北山楂100克，土鳖虫100克，僵蚕100克，地龙100克，水蛭100克，黄芪120克，党参120克，白术100克，茯苓100克，炙甘草50克，桂枝100克，鸡血藤200克，制首乌150克，桔梗100克，怀牛膝150克，陈皮100克，广木香100克，广郁金100克，延胡索100克，乳香60克，没药60克，鸡内金100克，炒谷芽100克，炒麦芽100克，三七粉（冲入）100克。胶类药：阿胶200克。调味药：冰糖250克。

【用法】 温水兑服，1次1匙（约15毫升/匙），第1周早饭前空腹服用1次，从第2周起，早饭前、晚睡前各服用1次。

【功效】 活血化瘀。

（2）温经止痛膏

【原料】 中药煎剂：当归100克，炒白芍100克，川芎100克，桂枝50克，干姜30克，法半夏100克，陈皮100克，小茴香30克，延胡索150克，茯苓100克，五灵脂100克，杜仲150克，肉桂（后下）30克，炙甘草30克。胶类药：鹿角胶50克，阿胶150克。调味药：生姜汁100毫升，蜂蜜100克，红糖100克。

药物加减方法：睡眠欠佳者，加柏子仁100克，夜交藤200克；食纳欠馨者，加生山楂100克，炒麦芽200克；便秘者，加火麻仁120克，肉苁蓉100克。

【用法】 温水兑服，1次1匙（约15毫升/匙），第1周早饭前空腹服用1次，从第2周起，早饭前、晚睡前各服用1次。

【功效】 温经活血，化瘀止痛。

4. 注意事项

饮食调养不能代替药物，如有不适请寻求专业医生帮助。

（三）情志起居[6]

（1）情志调摄

遇事宜沉稳，努力克服浮躁情绪。尽量不要让压力积压在内心，及时释放不良情绪。宜欣赏轻柔抒情的音乐。

（2）起居调摄

居室宜温暖舒适，不宜在阴暗、寒冷的环境中长期工作和生活。宜在阳光充足的时候进行户外活动，避免久坐，如长时间打麻将、看电视等。衣着宜宽松，注意保暖，多饮水保持大小便通畅。

（四）运动保健

血瘀状态的人群心血管功能一般较弱，不宜做大强度的体育锻炼，由于"心主血脉"，所以应该多做一些有益于心脏、促进气血运行的运动，如中慢速跑步、游泳、太极拳、太极剑、易筋经、五禽戏、徒手健身操、保健按摩术、舞蹈、步行健身等都是适宜的运动项目，可使全身气血畅通[8]。可反复练习八段锦的"双手托天理三焦""左右开弓似射雕""五劳七伤往后瞧"和五禽戏的"猿戏"[27]。

注意事项

若出现呼吸困难、眩晕、乏力、面色发白、大汗淋漓不止、胸闷、心胸刺痛等不适症状时，请立即停止运动，并前往最近的医院就诊，或拨打120急救。

（五）针灸推拿[6, 8]

常用穴位有血海、太冲、三阴交、足三里、气海、关元等。

（1）血海

【位置】 位于大腿内侧，屈膝，在髌骨底内侧缘上2寸，股四头肌内侧头的隆起处。

【操作方法】 拇指或中指按揉，每次按揉5分钟，每天2次，左右交替按揉，按揉时以有酸、麻、胀的感觉为度。

（2）太冲

【位置】 位于足背侧，当第1跖骨间隙的后方凹陷处，左右各一穴。简便取穴：用手指沿着足部第1、2趾间的夹缝向上移压，能感觉到动脉应手的位置即是太冲穴。

【操作方法】 先用温水泡脚10～15分钟，用双手拇指由涌泉穴向脚后跟内踝下方推按5分钟后，再由下向上至太冲推按5分钟。

（3）三阴交

【位置】 位于小腿内侧，内踝尖上3寸，胫骨内侧缘后方。左右各一穴。

【操作方法】 拇指或中指按揉，每次按揉5分钟，每天2次，左右交替按揉，按

揉时应有酸胀、发热的感觉。因有催产作用，孕妇忌揉。

（4）足三里

【位置】 在小腿外侧，外膝眼下3寸，胫骨前1横指处，左右各一穴。简便取穴：把手掌按在同侧膝盖上，手心正对膝盖骨，四指略分开，无名指指尖下便是足三里穴。

【操作方法】 食指尖点压按摩，或拇指或中指按压轻揉，以局部酸胀为度。

（5）**气海**

【位置】 在前正中线上，脐下1.5寸。

【操作方法】 以右掌心紧贴气海，顺时针方向按摩100～200次，再换以左掌心逆时针方向按摩100～200次，以按摩至有热感为度。

（6）**关元**

【位置】 位于前正中线上，脐中下方3寸。

【操作方法】 双手交叉重叠置于关元上，稍用力，快速、小幅度地上下推动，以局部酸胀为度。

注意事项

在进行穴位疗法时，需要选择正规的医疗机构，严格遵守操作规范和注意事项，以免出现不必要的风险。

十、气 郁 状 态

（一）状态特征[1, 11]

气郁状态的人群以形体瘦者为多。神情抑郁，情感脆弱，烦闷不乐，性格内向不稳定、敏感多虑，或咽部有异物感，或乳房胀痛，食欲减退，失眠多梦，大便干，小便正常，舌淡红，苔薄白，脉弦。气郁状态常有以下几种状态特征。

1）气滞心胸：心胸满闷，隐痛阵发，痛有定处，时欲太息，遇情志不遂时容易诱发或加重，或兼有胸部胀闷，得嗳气或矢气则舒，苔薄或薄腻，脉细弦。

2）肝郁气滞：胸胁、少腹胀满疼痛，走窜不定，情志抑郁，善太息，妇女可见乳房胀痛、月经不调、痛经、闭经，苔薄白，脉弦。

3）脾胃气机郁滞：呃逆连声，常因情志不畅而诱发或加重，胸胁满闷，脘腹胀满，或有嗳气纳呆，肠鸣矢气，苔薄，脉弦。

4）气郁痰瘀：胸膈痞闷，脘腹胀满，或胀痛不适，或隐痛或刺痛，善太息，神疲乏力，纳呆食少，便溏或呕血、黑便，或咳嗽咳痰，痰质稠黏，痰白或黄白相兼，舌苔薄腻，质暗隐紫，脉弦或细涩。

（二）饮食调养[2]

气郁状态是气机郁滞不畅的状态，因此宜选用具有理气解郁、调理脾胃功能的食物，如萝卜、洋葱、香菜、卷心菜、苦瓜、丝瓜、黄花菜、刀豆、蘑菇、豆豉、柑橘、柚子、山楂、菊花、玫瑰花、茉莉花等。应少吃收敛酸涩、冰冷食物。

1. 可用食疗方案[8]

（1）疏肝粥

【原料】 柴胡 6 克，白芍、枳壳各 12 克，香附、川芎、陈皮、甘草各 3 克，粳米 50 克，白糖适量。

【制作】 将以上七味中药水煎，取汁去渣，加入粳米煮粥，待粥将成时加白糖调味。

【功效】 疏肝解郁。

（2）佛手陈皮蚌肉汤

【原料】 佛手、陈皮各 6 克，蚌肉 250 克，琼脂 30 克，蜜枣 6 个，生姜 3 片。

【制作】 佛手、陈皮、蜜枣洗净，陈皮去瓤，蜜枣去核，稍浸泡；蚌肉、琼脂分别洗净，浸泡。然后一起与生姜放进瓦煲内，加入清水（2000 毫升）共煮，熟后加入生油便可。

【功效】 行气解郁。

（3）解郁理气鱼

【原料】 八月札 30 克，砂仁 1.5 克，黄花菜 30 克，鳊鱼 1 尾（约 500 克），葱、姜、盐等各适量。

【制作】 八月札、砂仁煎煮 30 分钟后去渣取汁；鳊鱼去鳞及内脏。将黄花菜及鱼下锅并倒入药汁，加适量水，与葱、姜、盐等佐料共煮。

【用法】 吃鱼喝汤。

【功效】 疏肝理气，健脾和胃，解郁宁神。

2. 可用药茶方案[8]

三花茶

【原料】 茉莉花 3 克，菊花 5 克，玫瑰花 3 克。

【制作】 将所有材料用开水冲泡。

【功效】 行气解郁。

3. 可用膏方方案[5]

（1）疏肝解郁膏

【原料】 中药煎剂：柴胡 100 克，香附 150 克，沉香（后下）50 克，党参 100 克，炒白术 100 克，茯苓 100 克，炙甘草 50 克，生地黄 100 克，赤芍 100 克，当归 100 克，川芎 60 克，大枣 200 克，桂圆肉 100 克，制首乌 150 克，白扁豆 100 克，怀山药 100 克，莲子肉 100 克，淮小麦 300 克，百合 200 克，女贞子 100 克，旱莲草 100 克，桑椹 100 克，酸枣仁 150 克，柏子仁 100 克，炙远志 60 克，鸡血藤 150 克，夜交藤 200 克，广郁金 100 克，陈皮 100 克，广木香 100 克，佛手 100 克，合欢皮 100 克，炒谷芽 100 克，炒麦芽 100 克，鸡内金 100 克。胶类药：阿胶 200 克。调味药：蜂蜜 100 克，冰糖 200 克。

【用法】 温水兑服，1 次 1 匙（约 15 毫升/匙），第 1 周早饭前空腹服用 1 次，从第 2 周起，早饭前、晚睡前各服用 1 次。

【功效】 疏肝解郁。

（2）忘忧解郁膏

【原料】 中药煎剂：百合 200 克，丹参 150 克，合欢花 30 克，合欢皮 100 克，石菖蒲 100 克，炙远志 60 克，生麦芽 150 克，淮小麦 300 克，茯苓 150 克，茯神 150 克，大枣 100 克，制香附 150 克，广郁金 100 克，炙甘草 60 克。胶类药：龟板胶 50 克，鹿角胶 100 克，阿胶 50 克。调味药：生姜汁 100 毫升，蜂蜜 100 克，冰糖 100 克。

药物加减方法：睡眠欠佳者，加炒枣仁 150 克，夜交藤 200 克；食纳欠馨者，加炒麦芽 200 克，生山楂 100 克；便秘者，加莱菔子 150 克，决明子 150 克。

【用法】 温水兑服，1 次 1 匙（约 15 毫升/匙），第 1 周早饭前空腹服用 1 次，从第 2 周起，早饭前、晚睡前各服用 1 次。

【功效】 疏肝解郁，养心安神。

（3）舒郁安神膏

【原料】 中药煎剂：炙甘草 60 克，淮小麦 300 克，百合 150 克，大枣 200 克，广郁金 100 克，淫羊藿 150 克，远志 60 克，茯神 150 克，石菖蒲 100 克，莲子肉 150 克，龙眼肉 100 克，生龙骨（先煎）150 克。胶类药：龟板胶 100 克，阿胶 100 克。调味药：生姜汁 100 毫升，冰糖 200 克。

药物加减方法：睡眠欠佳者，加百合至 200 克，夜交藤 200 克；食纳欠馨者，加生山楂 100 克，炒麦芽 200 克；便秘者，加莱菔子 150 克，决明子 150 克。

【用法】 温水兑服，1 次 1 匙（约 15 毫升/匙），第 1 周早饭前空腹服用 1 次，从第 2 周起早饭前、晚睡前各服用 1 次。

【功效】 补益心脾，舒郁安神。

4. 注意事项

饮食调养不能代替药物，如有不适请寻求专业医生帮助。

（三）情志起居[6]

（1）情志调摄

宜乐观开朗，宜主动寻求快乐，多参加社会活动、集体文娱活动，多与他人相处，不苛求自己及他人。宜欣赏节奏欢快、旋律优美的乐曲，看喜剧或相声表演。忌生闷气。

（2）起居调摄

尽量增加户外活动和社交，防止一人独处时心生凄凉。居室保持安静，宜宽敞、明亮。平日保持规律的睡眠，睡前避免饮用茶、咖啡等饮料。衣着宜柔软、透气、舒适。

（四）运动保健

气郁状态的人群宜动不宜静，适合户外活动，应多参加群体性体育运动项目，多做舒展侧体、拉伸运动，如跑步、登山、打球、器械健身、游泳、武术、垂钓、下棋、健身气功、瑜伽、打坐等。可反复练习“六字诀”中的“嘘”字功、八段锦的“攒拳怒目增气力”和五禽戏的“鹿戏”[8, 27]。

注意事项

若出现呼吸困难、眩晕、乏力、面色发白、大汗淋漓不止、胸闷、心胸刺痛等不适症状时，请立即停止运动，并前往最近的医院就诊，或拨打 120 急救。

（五）针灸推拿[6, 8]

常用穴位有太阳、印堂、风池、膻中、神门、合谷、太冲等。

（1）太阳

【位置】　在耳郭前面，在颞部（前额两侧），当眉梢和外眼角的中点向后的凹陷处，大约 0.5 寸。

【操作方法】　将手掌搓热，贴于太阳穴上，稍稍用力，顺时针转揉 10～20 次，逆时针再转相同的次数。也可以将手掌贴在头上，以拇指指腹分别按在两边的太阳穴上，稍用力使太阳穴微感疼痛，然后，顺逆各转相同的次数。

（2）印堂

【位置】　位于额部，两眉头之间的中点凹陷处。

【操作方法】　拇指按揉，每次 10 秒，6 次为 1 遍，每天 3～5 遍。按揉时以稍有疼痛感为宜，老年人动作要轻柔。

（3）风池

【位置】　胸锁乳突肌与斜方肌上端之间的凹陷处[9]。

【操作方法】　食指尖点压按摩，或拇指或中指按压轻揉，以局部酸胀为度。

（4）膻中

【位置】　位于前正中线，两乳头连线的中点。

【操作方法】　拇指或中指的指腹按揉，每次 10 秒，6 次为 1 遍，每天 3～5 遍。按揉时以稍有疼痛感为宜，老年人动作要轻柔。

（5）神门

【位置】　腕横纹尺侧端，尺侧腕屈肌腱的桡侧凹陷处[9]。

【操作方法】　拇指按揉，每次按揉 2～3 分钟，按揉时以有酸、麻、胀的感觉为宜。

（6）合谷

【位置】　在手背，第 1、2 掌骨间，第 2 掌骨桡侧中点处，即通常说的虎口处。

【操作方法】　拇指按揉，每次按揉 2～3 分钟，按揉时以有酸、麻、胀的感觉为宜。

（7）太冲

【位置】　位于足背侧，当第 1 跖骨间隙的后方凹陷处，左右各一穴。简便取穴：用手指沿着足部第 1、2 趾间的夹缝向上移压，能感觉到动脉应手的位置即是太冲穴。

【操作方法】　先用温水泡脚 10～15 分钟，用双手拇指由涌泉穴向脚后跟内踝下方推按 5 分钟后，再由下向上至太冲推按 5 分钟。

注意事项

在进行穴位疗法时，需要选择正规的医疗机构，严格遵守操作规范和注意事项，以免出现不必要的风险。

十一、特 禀 状 态

（一）状态特征

特禀状态的人群常表现为先天失常，以生理缺陷、过敏反应等为主要特征。过敏体质者常见哮喘、风团、咽痒、鼻塞、喷嚏等；患遗传性疾病者有垂直遗传、先天性、家族性特征；患胎传性疾病者具有母体影响胎儿个体生长发育及相关疾病特征。随禀质不同情况各异。舌象特征随特禀状态不同情况各异[1, 2, 7]。

（二）饮食调养

特禀状态的人群饮食调养应根据个体的实际情况制定不同的保健食谱。就过敏者而言，饮食宜清淡，忌生冷、辛辣、肥甘厚腻及各种"发物"（致敏物质），如酒、公鸡、芒果、浓茶、咖啡及各种海鲜产品[2]。

1. 可用食疗方案[8]

（1）固表粥

【原料】 乌梅 15 克，黄芪 20 克，当归 12 克，粳米 100 克。

【制作】 取乌梅、黄芪、当归放入砂锅中加水煎开，再用小火熬成浓汁，去除药渣后再加水煮粳米成粥。

【用法】 加冰糖趁热食用。

【功效】 养血祛风，扶正固表。

（2）黄枸炖猪肉

【原料】 黄芪 30 克，枸杞子 30 克，瘦猪肉 200 克，大葱 50 克，姜 20 克。

【制作】 黄芪和枸杞子放在清水里浸泡半个小时；瘦猪肉洗干净切成小方块。把泡好的黄芪和枸杞子放进砂锅，再把切好的瘦猪肉、整块的生姜和切段的大葱也都放进去，加入适量的精盐和清水，盖上盖，等到水开之后，上火隔水蒸，用大火蒸 3 个小时，出锅即成。

【功效】 补益气血，增强免疫力，调养身体。

（3）抗敏汤

【原料】 乌梅 50 克，黄芪 20 克，何首乌 30 克，百合 30 克，粳米 100 克。

【制作】 先将乌梅用醋泡过夜，与黄芪、何首乌同放砂锅中冷水浸泡 1 小时后煮开，再用小火煎半个小时。取出药汁后，再加水煎开 20 分钟后取汁。两次煎汁合一，加粳米、百合煮成粥。

【用法】 加冰糖趁热食用。

【功效】 益气安神健脑，抗过敏。

2. 可用药茶方案[8]

玉屏风茶

【原料】 黄芪 5 克，白术 5 克，防风 3 克。

【制作】 将所有材料加沸水冲泡。

【功效】　益卫固表，健脾补气。

3. 可用膏方方案[5]

（1）截敏膏

【原料】　中药煎剂：黄芪 150 克，党参 150 克，炒白术 150 克，茯苓 150 克，炙甘草 60 克，生牡蛎（先煎）150 克，生龙骨（先煎）150 克，桂枝 100 克，炒白芍 100 克，荆芥 100 克，防风 100 克，蝉蜕 100 克，僵蚕 100 克，徐长卿 200 克，乌梅 100 克，当归 100 克，生地黄 100 克，鸡血藤 150 克，夜交藤 150 克，川芎 60 克，黄芩 100 克，丹皮 100 克，陈皮 100 克，木香 100 克，佛手 100 克，炒麦芽 120 克，炒谷芽 120 克，生姜 100 克，大枣 200 克。胶类药：阿胶 200 克。调味药：冰糖 250 克。

【用法】　温水兑服，1 次 1 匙（约 15 毫升/匙），第 1 周早饭前空腹服用 1 次，从第 2 周起，早饭前、晚睡前各服用 1 次。

【功效】　益气固表，养血消风。

（2）散风和营膏

【原料】　中药煎剂：徐长卿 300 克，炒白芍 100 克，生地 100 克，丹皮 100 克，桂枝 100 克，乌梅 30 克，浮萍 30 克，炒黄芩 100 克，茯苓 150 克，炒白术 150 克，防风 60 克，僵蚕 100 克，蝉蜕 30 克，柴胡 100 克。胶类药：龟板胶 100 克，阿胶 100 克。调味药：生姜汁 100 毫升，蜂蜜 100 克，冰糖 100 克。

药物加减方法：睡眠欠佳者，加百合 200 克，夜交藤 200 克；食纳欠馨者，加生山楂 100 克，炒麦芽 200 克；便秘者，加莱菔子 150 克，决明子 150 克；瘙痒明显者，加白鲜皮 100 克，地肤子 100 克。

【用法】　温水兑服，1 次 1 匙（约 15 毫升/匙），第 1 周早饭前空腹服用 1 次，从第 2 周起，早饭前、晚睡前各服用 1 次。

【功效】　疏风解表，调和营卫。

4. 注意事项

饮食调养不能代替药物，如有不适请寻求专业医生帮助。

（三）情志起居[6]

（1）情志调摄

日常生活中保持平和的心态。可根据个人爱好，选择弹琴、听音乐、下棋、书法、绘画、阅读、旅游、种植花草等放松心情。

（2）起居调摄

特禀状态的人群应根据个体情况调护起居。其中过敏体质者由于容易出现水土不服，在陌生的环境中要注意减少户外活动，避免接触各种致敏的动植物。在季节更替之时要及时增减衣被增强机体对环境的适应能力。

（四）运动保健

特禀状态的人群应避免在公园等运动场所长时间逗留，有过敏性鼻炎的人，不宜在冬季进行户外锻炼，锻炼时应注意自身的反应，一旦有憋气、咳喘等不良反应时应及时停止运动。以在室内运动为主，如太极拳、太极站桩功、八段锦、五禽戏等健身气功，以及瑜伽、健身器材锻炼、健身操等[8]。可反复练习太极站桩功的"六封四闭站桩功"[7]。

注意事项

若出现呼吸困难、眩晕、乏力、面色发白、大汗淋漓不止、胸闷、心胸刺痛等不适症状时，请立即停止运动，并前往最近的医院就诊，或拨打 120 急救。

（五）针灸推拿[6, 8]

常用穴位有膻中、肝俞、脾俞、肾俞、大肠俞、小肠俞等。

（1）**膻中**

【位置】 位于前正中线，两乳头连线的中点。

【操作方法】 拇指或中指的指腹按揉，每次 10 秒，6 次为 1 遍，每天 3～5 遍。按揉时以稍有疼痛感为宜，老年人动作要轻柔。

（2）**肝俞**

【位置】 在背部，第 9 胸椎棘突下，旁开 1.5 寸，对称于脊柱，左右各一穴。

【操作方法】 用手掌根部按揉肝俞，以局部酸胀为度。

（3）**脾俞**

【位置】 在背部，第 11 胸椎棘突下，旁开 1.5 寸，对称于脊柱，左右各一穴。

【操作方法】 用手掌根部按揉脾俞，以局部酸胀为度。该穴位也常采用艾灸或者拔罐的疗法。

（4）**肾俞**

【位置】 在背部，当第 2 腰椎棘突下，旁开 1.5 寸，对称于脊柱，左右各一穴。

【操作方法】 用手掌根部按揉肾俞，以局部酸胀为度。该穴位也常采用艾灸或者拔罐的疗法。

（5）**大肠俞**

【位置】 在背部，当第 4 腰椎棘突下，旁开 1.5 寸，对称于脊柱，左右各一穴[9]。

【操作方法】 用手掌根部按揉大肠俞，以局部酸胀为度。该穴位也常采用艾灸或者拔罐的疗法。

（6）**小肠俞**

【位置】 在背部，横平第一骶后孔，旁开 1.5 寸，对称于脊柱，左右各一穴[9]。

【操作方法】 用手掌根部按揉小肠俞，以局部酸胀为度。该穴位也常采用艾灸或者拔罐的疗法。

注意事项

在进行穴位疗法时，需要选择正规的医疗机构，严格遵守操作规范和注意事项，以免出现不必要的风险。

第二章

复 合 状 态

一、气血两虚状态

（一）状态特征

气血两虚的人群常表现为形体消瘦，面色淡白无华，少气懒言，神疲乏力，头晕眼花，心悸失眠，肌肤干燥，肢体麻木，唇甲色淡，入睡难、易惊醒，夜尿多，呼吸沉重或打鼾，食量小，小便不利，大便正常或便秘，舌淡而嫩，脉细弱无力[1, 30]。

（二）饮食调养[31]

气血两虚的人群主要遵循低盐、低脂饮食，宜选用鸡蛋、鸡肉、牛肉、粳米、糯米、鲫鱼、猪肺、海蜇、香菇、荸荠、大枣、樱桃、桂圆、豆类等。不宜食生冷苦寒、辛辣温燥、耗气或香浓的食物，忌烟酒。

1. 可用食疗方案[24]

（1）归芪汤

【原料】　黄芪 50 克，当归、枸杞子各 15 克，猪瘦肉 200 克。

【制作】　将猪肉洗净后切成小块，另将当归、黄芪、枸杞子洗净，一并放入锅内，加水 500 毫升，文火炖至 300 毫升，待猪肉熟烂，即可食用。

【用法】　佐餐食用，饮汤食肉，每日 1~2 次。

【功效】　双补气血。

（2）归芪补血乌鸡汤

【原料】　当归、黄芪各 25 克，乌鸡 1 只，盐少许。

【制作】　将乌鸡洗净剁块，放入沸水氽烫、捞起。乌鸡块和当归、黄芪一起入锅，加 800 毫升水，以大火煮开，再转小火续炖 25 分钟。加盐调味即成。

【功效】　双补气血。

（3）双红阿胶汁

【原料】　阿胶 100 克，干大枣（即红枣）200 克，红景天 100 克，红糖适量。

【制作】 红景天、大枣加水 800 毫升浸泡 1 小时，大火开锅后中火煮 20 分钟，滤汁。然后放入阿胶、红糖，上笼蒸至阿胶烊化均匀，冰箱冷藏。

【用法】 均分 7 日，每日 3 次食用。

【功效】 养血补血益气。

2. 可用药茶方案[4]

黄芪茶

【原料】 生黄芪 15～30 克，大枣 30 克。

【制作】 将生黄芪、大枣加水煎煮 30 分钟。

【功效】 补气升阳，固表止汗，健脾养血。

3. 可用膏方方案

（1）八珍膏

【原料】 党参、白术（炒）、茯苓、甘草、熟地黄、当归、白芍、川芎、白蜜适量（计量略）。

【用法】 温开水冲服，每次 10～15 克，每日两次。

【功效】 调补气血[5]。

（2）乾坤膏

【原料】 当归、熟地黄、黄芪、党参各 12 克，龙眼肉、枸杞子、升麻、肉苁蓉各 50 克，白蜜适量。

【用法】 每天温开水冲服 1 匙。

【功效】 健脾益肾，平补阴阳，调和营卫[20]。

4. 注意事项

饮食调养不能代替药物，如有不适请寻求专业医生帮助。

（三）情志起居

（1）情志调摄

保持良好的情绪，不可熬夜，不可过度劳神，可听优美的音乐或欣赏鸟语花香或观赏风景[5]。

（2）起居调摄

居住环境要安静、明亮、舒适，不可过于嘈杂。提倡劳逸结合，不要过度劳动，以免损伤正气，可微动四肢，以流通气血，促进脾胃运化。避免久坐久视，以免耗伤气血[1]。

（四）运动保健

气血两虚的人群应选择较为柔和的运动，如散步、太极拳、太极站桩功、五禽戏、八段锦等，每次运动时运动量不要过大，运动形式不可过猛。可反复练习太极站桩功中的"金刚捣碓站桩功"和八段锦的"调理脾胃须单举""背后七颠百病消"、五禽戏的"虎戏""鸟戏"[7, 27]。

注意事项

若出现呼吸困难、眩晕、乏力、面色发白、大汗淋漓不止、胸闷、心胸刺痛等不适症状时，请立即停止运动，并前往最近的医院就诊，或拨打120急救。

（五）针灸推拿[8]

常用的穴位有脾俞、足三里、气海、百会等。

（1）脾俞

【位置】 在背部，第11胸椎棘突下，旁开1.5寸，对称于脊柱，左右各一穴。

【操作方法】 用手掌根部按揉脾俞，以局部酸胀为度。该穴位也常采用艾灸或者拔罐的疗法。

（2）足三里

【位置】 在小腿外侧，外膝眼下3寸，胫骨前1横指处，左右各一穴。简便取穴：把手掌按在同侧膝盖上，手心正对膝盖骨，四指略分开，无名指指尖下便是足三里穴。

【操作方法】 食指尖点压按摩，或拇指或中指按压轻揉，以局部酸胀为度。

（3）气海

【位置】 在前正中线，脐下1.5寸。

【操作方法】 以右掌心紧贴气海，顺时针方向按摩100～200次，再换以左掌心逆时针方向按摩100～200次，以按摩至有热感为度。

（4）百会

【位置】 位于头顶，两耳尖连线与正中线交点处。

【操作方法】 以食指指腹轻轻按揉百会，同时呼气、沉肩，将力度作用于手指，按顺时针和逆时针方向各按摩50圈，每日2～3次。常按百会穴可以清神醒脑，增强记忆力。

注意事项

在进行穴位疗法时，需要选择正规的医疗机构，严格遵守操作规范和注意事项，以免出现不必要的风险。

二、气阴两虚状态

（一）状态特征

气阴两虚状态的人群常表现为形体消瘦，肌肉松软，倦怠乏力，少气懒言，五心烦热，自汗盗汗，两颧潮红，平素睡眠不实，易失眠，头晕心悸，咽干口燥，口渴，气短，干咳少痰，小便短少，大便秘结，舌红少津或少苔，脉细数[1, 11]。

（二）饮食调养

气阴两虚的人群主要遵循低盐、低脂饮食，宜选用粳米、鲫鱼、海蜇、荸荠、樱桃、桂圆、土豆、百合、新鲜莲藕、绿茶、冬瓜、芡实、薏苡仁等。不宜食生冷苦寒、辛辣温燥、耗气或香浓的食物，忌烟酒[17]。

1. 可用食疗方案[4]

（1）生脉粥

【原料】 红参 6 克，麦冬 15 克，五味子 10 克，粳米 50 克，冰糖 15 克。

【制作】 先将红参、麦冬、五味子水煎 2 次。取汁 300 毫升，去药渣，用药液与粳米同煮粥。沸腾时放入冰糖，糖化粥熟即成。

【功效】 益气养阴。

（2）洋参莲肉汤

【原料】 西洋参 6 克，莲子 15 克，冰糖 20 克。

【制作】 将西洋参切薄片，莲子不去心，与冰糖一齐入锅，加水适量，小火煎至莲子软烂即成。

【功效】 益气养阴。

（3）人参百合粥

【原料】 人参 3 克，百合 15 克，粳米 30 克。

【制作】 前 2 味水煎取汁与粳米同煮为粥。

【用法】 日 1 剂，分 2~3 次服，连服 3 日。

【功效】 益气养阴。

2. 可用药茶方案[4]

五味子茶

【原料】 北五味子 5 克，紫苏梗、人参各 1 克，砂糖 100 克。

【制作】 前 3 味水煮熬汁，去渣澄清，加入砂糖。

【用法】 代茶徐饮。

【功效】 益气养阴。

3. 可用膏方方案

（1）琼玉膏

【原料】 生地黄 120 克，西洋参、茯苓、蜂蜜各 1000 克。

【用法】 1 日 1 次，每次 2 匙，早晨空腹服下。

【功效】 补气养心[20]。

（2）参芪益心膏

【原料】 人参 15 克，黄芪 30 克，生地黄 20 克，阿胶 30 克，白蜜 100 克。

【用法】 每次服 20 克，每天 3 次。

【功效】 补气养心，滋阴安神[4]。

4. 注意事项

饮食调养不能代替药物，如有不适请寻求专业医生帮助。

（三）情志起居[6]

（1）情志调摄

磨炼自己的心性，平时可以练书法、下棋、旅游等，闲暇时间多听曲调悠扬舒缓的音乐，保持心情舒畅。

（2）起居调摄

平时起居要有规律，减少动怒，保持良好的心情，加强自我涵养，遇事不慌，居住环境安静。

（四）运动保健

气阴两虚状态的人群只适合做小强度、较柔和的运动，量力而行、循序渐进，避免运动量过大，可进行柔缓的运动，如慢跑、太极剑、太极拳、八段锦等，尤宜适合练生津咽津功。可反复练习太极站桩功中的"金刚捣碓站桩功"和"白鹤亮翅站桩功"[7, 8]。

注意事项

若出现呼吸困难、眩晕、乏力、面色发白、大汗淋漓不止、胸闷、心胸刺痛等不适症状时，请立即停止运动，并前往最近的医院就诊，或拨打 120 急救。

（五）针灸推拿[8]

常用的穴位有气海、关元、足三里、太渊、三阴交、太溪等。

（1）气海

【位置】 在前正中线，脐下 1.5 寸。

【操作方法】 以右掌心紧贴气海，顺时针方向按摩 100～200 次，再换以左掌心逆时针方向按摩 100～200 次，以按摩至有热感为度。

（2）关元

【位置】 位于前正中线上，脐中下方 3 寸。

【操作方法】 双手交叉重叠置于关元上，稍用力，快速、小幅度地上下推动，以局部酸胀为度。

（3）足三里

【位置】 在小腿外侧，外膝眼下 3 寸，胫骨前 1 横指处，左右各一穴。简便取穴：把手掌按在同侧膝盖上，手心正对膝盖骨，四指略分开，无名指指尖下便是足三里穴。

【操作方法】 食指尖点压按摩，或拇指或中指按压轻揉，以局部酸胀为度。

（4）太渊

【位置】 位于腕掌侧横纹桡侧，桡动脉搏动处，左右各一穴。

【操作方法】 用拇指指腹按揉，力度以稍有疼痛感为宜。老年人按摩动作要轻柔，至穴位酸胀为度。

（5）三阴交

【位置】 位于小腿内侧，内踝尖上 3 寸，胫骨内侧缘后方。左右各一穴。

【操作方法】 拇指或中指按揉，每次按揉 5 分钟，每天 2 次，左右交替按揉，按揉时应有酸胀、发热的感觉。因有催产作用，孕妇忌揉。

（6）太溪

【位置】 在足内侧，内踝后方，内踝尖与跟腱之间的中点凹陷处。左右各一穴。

【操作方法】 拇指或中指按揉，每次按揉 5 分钟，左右交替按揉，按揉时应有酸胀、发热的感觉。

注意事项

在进行穴位疗法时，需要选择正规的医疗机构，严格遵守操作规范和注意事项，以免出现不必要的风险。

三、气阳两虚状态

（一）状态特征

气阳两虚状态的人群常表现为形体适中或较瘦小或白胖，身体较弱，肌肉松软，面色略苍白、欠华，精神不振，倦怠乏力，易疲乏出汗，动作迟缓，反应较慢，性欲偏弱，性格内向喜沉静，少动，或胆小易惊，喜睡，食量较小，喜热饮食。平素怕冷喜温，或体温偏低，四肢凉，大便常较稀薄，小便多，尿清长，舌淡胖嫩，苔可见白滑，脉沉迟或细数无力[32]。

（二）饮食调养

气阳两虚状态的人群平时应当多食益气温阳的食物，例如龙眼、胡萝卜、香菇、山药、熟莲藕、牛肉、羊肉、鸡肉、鹌鹑肉、糯米、黄豆制品等。不宜食生冷苦寒、辛辣温燥、耗气或香浓的食物，忌烟酒[11]。

1. 可用食疗方案[4]

（1）人参清汤鹿尾

【原料】 加工鹿尾 200 克，人参 3 克，清汤 1000 克，精盐 3 克，料酒 5 克，味精适量。

【制作】 人参切极薄片，用白酒浸泡法提取人参酒液（人参片留用）。鹿尾除骨，切成厚 0.6 厘米的金钱片。锅内放清汤，加料酒、精盐，再放鹿尾片、人参酒液，待沸，撇去浮沫，倒入大碗中，把人参片置于汤上，调入味精。

【用法】 宜秋冬季早晚空腹服。

【功效】 大补元气，补肾壮阳。

（2）山药茯苓包子

【原料】 山药粉、茯苓粉、板栗仁、核桃仁、黑芝麻各 100 克，白糖 300 克，面粉适量。

【制作】 板栗仁、核桃仁砸碎，放入山药粉、茯苓粉加水调成的糊中，搅匀，上笼蒸 30 分钟取出，加白糖、黑芝麻，拌成馅。面粉发好，包馅蒸熟。

【功效】 健脾补肾，益气固涩。

（3）牛奶玉液

【原料】 粳米 60 克，炸胡桃仁 80 克，生胡桃仁 45 克，牛奶 200 克，白糖 12 克。

【制作】 先将粳米洗净，用水浸泡 1 小时捞起，滤干水分，和生胡桃仁、炸胡桃仁、牛奶、清水拌匀磨细，再用纱布过滤取液待用；锅内注入清水烧沸，入白糖溶化后，将前滤液慢慢倒入，搅匀烧沸即成。

【用法】 随意饮用。

【功效】 补肺益肾，滋养润燥。

2. 可用药茶方案[4]

山楂胡桃茶

【原料】 胡桃仁 150 克，白砂糖 200 克，山楂 50 克。

【制作】 将胡桃仁浸泡洗净，加适量清水，用石磨磨成浆、装瓶加适量清水稀释；山楂洗净入锅加适量清水，用中火煎熬 3 次，每次 20 分钟，过滤去渣取浓汁约 1000 毫升；把锅洗净后置于火上，倒入山楂汁，加入白糖搅拌，待溶化后，入胡桃浆，搅拌均匀，烧至微沸出锅服用。

【用法】 每日 100～120 毫升，日 2～3 次。

【功效】 益肾补虚。

3. 可用膏方方案[20]

（1）调元百补膏

【原料】 当归（酒洗）、生地黄、熟地黄、人参、地骨皮、莲子肉各 120 克，枸杞子 300 克，白芍（用米粉炒）200 克，五味子、炒白术、薏苡仁（用米粉炒）各 30 克，麦冬 130 克，怀山药 150 克，茯苓（去皮）360 克，贝母（去心）、甘草各 90 克，琥珀 4 克，熟蜜 120 毫升。

【用法】 每次服 15 毫升，1 日 2 次，开水调服。

【功效】 补脾益肾。

（2）补气升压膏

【原料】 中药煎剂：生黄芪 200 克，当归 100 克，桂枝 100 克，淫羊藿 200 克，川芎 100 克，制附子 30 克，生麻黄 10 克，细辛 30 克，龙眼肉 100 克，茯苓 100 克，炒白术 100 克，陈皮 100 克，山茱萸 100 克，炙甘草 60 克。胶类药：龟板胶 50 克，鹿角胶 100 克，阿胶 50 克。调味药：生姜汁 100 毫升，蜂蜜 100 克，糖 100 克。

药物加减方法：睡眠欠佳者，加炒枣仁 150 克，夜交藤 200 克；食纳欠馨者，加生山楂 100 克，炒麦芽 200 克；便秘者，加火麻仁 120 克，肉苁蓉 100 克；眩晕，呕吐者，加天麻 100 克，姜半夏 100 克。

【用法】 温水兑服，1 次 1 匙(约 15 毫升/匙)，第 1 周早饭前空腹服用 1 次，从第 2 周起早饭前、晚睡前各服用 1 次。

【功效】 健脾兴阳，通脉升压。

4. 注意事项

饮食调养不能代替药物，如有不适请寻求专业医生帮助。

（三）情志起居[2]

（1）情志调摄

保持愉快的心情，加强心情的调养，保持平和心态。多听轻快舒适的歌曲，可学习琴棋书画等陶冶情操。可栽种花草，固护元气。

（2）起居调摄

居住在阳光充足的环境中，注意保暖。保证充足的睡眠，少熬夜，睡前尽量不喝水。

（四）运动保健

气阳两虚状态的人群可以选择在春、夏时节进行短时间、低强度的锻炼，也可在上午阳光充足时进行适当的户外有氧运动，如慢跑、散步、太极拳、八段锦、五禽戏等。控制在手脚温热、面色红润、微微出汗最好，每天锻炼 30～60 分钟即可。可反复练习八段锦的"两手攀足固肾腰"和五禽戏的"鹿戏""鸟戏"[8, 27]。

注意事项

若出现呼吸困难、眩晕、乏力、面色发白、大汗淋漓不止、胸闷、心胸刺痛等不适症状时，请立即停止运动，并前往最近的医院就诊，或拨打 120 急救。

（五）针灸推拿[8]

常用的穴位有气海、关元、大椎、中极、神阙等。

（1）气海

【位置】　在前正中线，脐下 1.5 寸。

【操作方法】　以右掌心紧贴气海，顺时针方向按摩 100～200 次，再换以左掌心逆时针方向按摩 100～200 次，以按摩至有热感为度。

（2）关元

【位置】　位于前正中线上，脐中下方 3 寸。

【操作方法】　双手交叉重叠置于关元上，稍用力，快速、小幅度地上下推动，以局部酸胀为度。

（3）大椎

【位置】　位于后颈部，第 7 颈椎棘突下凹陷中。

【操作方法】　先将双手掌心来回搓 1 分钟至发热，然后迅速按到大椎上，接着沿背部正中线以大椎为中心上下搓动，使热力向下渗透，使大椎穴局部发热发烫，并向四周发散。

（4）中极

【位置】　位于腹部，前正中线，脐下 4 寸。

【操作方法】　双手交叉重叠于中极穴上，稍用力，快速、小幅度地上下推动，以局部酸胀为度。

（5）神阙

【位置】　在腹部，肚脐中央。

【操作方法】　常用艾灸，具体方法如下：用湿纸巾或湿纱布包裹适量炒过的粗盐盖在肚脐上，再取 2～3 mm 厚的生姜一片，扎上小孔以便透热覆盖其上，用艾炷或者艾条施灸[21]。

注意事项

在进行穴位疗法时，需要选择正规的医疗机构，严格遵守操作规范和注意事项，以免出现不必要的风险。

四、气虚血瘀状态

（一）状态特征

气虚血瘀状态的人群形体胖瘦均见，常表现为面色淡白或暗滞发青，神疲乏力，少气懒言、肢体麻木或窜痛，易受惊喘促，夜寐差，口淡食少，小便清，大便稀或干结，舌淡紫或有瘀斑，苔薄白，脉细涩[11]。

（二）饮食调养

气虚血瘀状态的人群主要遵循低盐、低脂肪饮食，宜选用粳米、鲫鱼、海蜇、香菇、荸荠、大枣、桂圆、土豆、茄子、金针菇、黄豆、兔肉、黄鳝、山药等。不宜食生冷苦寒、辛辣温燥、耗气或香浓的食物，忌烟酒。女性月经期间慎用活血类食物[17]。

1. 可用食疗方案[4]

（1）八宝鸡汤

【原料】　猪肉 750 克，母鸡 1 只，猪杂骨 250 克，党参、茯苓、白术、白芍各 5 克，熟地、当归各 7.5 克，川芎 3 克，炙甘草 2.5 克，葱、生姜、黄酒、食盐、味精适量。

【制作】　将八味中药洗净，装入布袋，扎紧口。将猪肉、猪杂骨（捶破）、母鸡洗净，同置锅内，加水适量，用武火煮沸后，除去浮沫，加入药袋及葱、姜、黄酒，改用文火炖至肉熟烂；弃药袋，捞出猪肉、母鸡，切成小块后放回锅内，再加食盐、味精，稍煮片刻即可。

【用法】　佐餐食用，每日 1～2 次。

【功效】　补气养血活血，健脾益胃。

（2）红花三七蒸老母鸡

【原料】　老母鸡 1 只（约 1000 克），参三七 10 克，红花 15 克，陈皮 10 克。

【制作】　将老母鸡宰杀，剖腹去内脏，洗净后放入参三七、红花、陈皮，文火蒸熟至肉烂，加葱、盐、姜调味。

【用法】　分餐食之。

【功效】　补气活血化瘀。

（3）北芪炖南蛇肉

【原料】　北黄芪 60 克，南蛇肉 200 克，生姜 3 片。

【制作】　蛇肉洗净，与黄芪、生姜共炖汤，加油、盐调味。

【用法】　饮汤食肉。

【功效】　益气通络。

2. 可用药茶方案[4]

红糖大枣生姜汤

【原料】 红糖 60 克，大枣 60 克，生姜 20 克。

【制作】 枣、姜洗净，枣掰开，姜切片，与红糖共煮汤。

【用法】 代茶频饮。

【功效】 益气活血调经。

3. 可用膏方方案[4]

（1）益气活血膏

【原料】 中药煎剂：生黄芪 300 克，当归 100 克，赤芍 100 克，生地 200 克，川芎 100 克，制首乌 150 克，炙水蛭 30 克，地龙 100 克，茯苓 150 克，炒白术 150 克，鸡血藤 150 克，桃仁 100 克，红花 60 克，白芥子 100 克，威灵仙 150 克。胶类药：鹿角胶 100 克，阿胶 100 克。调味药：生姜汁 100 毫升，蜂蜜 100 克，冰糖 100 克。（糖尿病患者去蜂蜜，冰糖，改为木糖醇 200 克）

药物加减方法：睡眠欠佳者，加百合 200 克，夜交藤 200 克；食纳欠馨者，加生山楂 100 克，炒麦芽 200 克；便秘者，加火麻仁 120 克，肉苁蓉 100 克；痰多者，加法半夏 100 克，陈皮 100 克。

【用法】 温水兑服，1 次 1 匙（约 15 毫升/匙），第 1 周早饭前空腹服用 1 次，从第 2 周起早饭前、晚睡前各服用 1 次。

【功效】 益气活血，通络起痿。

（2）气虚血瘀膏

【原料】 黄芪 150 克，党参 100 克，炒白术 150 克，当归 100 克，白芍 100 克，熟地黄 100 克，丹参 100 克，红花 100 克，川芎 100 克，鸡血藤 200 克，酸枣仁 300 克，陈皮 100 克，黑芝麻 300 克，生麦芽 300 克，阿胶 150 克，冰糖 300 克。

【用法】 每日早晚各服一食匙，开水冲服。

【功效】 补脾益气，活血化瘀。

4. 注意事项

饮食调养不能代替药物，如有不适请寻求专业医生帮助。

（三）情志起居[6]

（1）情志调摄

要保持快乐平稳的心情，努力克服浮躁情绪，适合听节奏欢快、流畅抒情的音乐。

（2）起居调摄

提倡劳逸结合，避免出汗后吹风，坐卧休息要避开门缝、窗缝，以免受凉。居室宜温暖舒适，不宜在阴暗、寒冷的环境中长期工作和生活。宜在阳光充足的时候进行户外活动，避免久坐，如长时间打麻将、看电视等。

（四）运动保健

气虚血瘀状态的人群适合运动量小且较和缓的项目，宜在公园、广场、庭院、湖畔、河边、山坡等空气清新的地方运动，可选择八段锦、太极拳、五禽戏、呼吸调息、散步等，并持之以恒，慢跑时速度不宜过快，应以不难受、不喘粗气、不面红耳赤、能边跑边说话为最佳状态。可反复练习八段锦的"双手托天理三焦""左右开弓似射雕""五劳七伤往后瞧"和五禽戏的"猿戏"[27]。

注意事项

若出现呼吸困难、眩晕、乏力、面色发白、大汗淋漓不止、胸闷、心胸刺痛等不适症状时，请立即停止运动，并前往最近的医院就诊，或拨打120急救。

（五）针灸推拿[8]

常用的穴位有气海、关元、足三里、太渊、膈俞、血海、膻中等。

（1）**气海**

【位置】　在前正中线，脐下1.5寸。

【操作方法】　以右掌心紧贴气海，顺时针方向按摩100～200次，再换以左掌心逆时针方向按摩100～200次，以按摩至有热感为度。

（2）**关元**

【位置】　位于前正中线上，脐中下方3寸。

【操作方法】　双手交叉重叠置于关元上，稍用力，快速、小幅度地上下推动，以局部酸胀为度。

（3）**足三里**

【位置】　在小腿外侧，外膝眼下3寸，胫骨前1横指处，左右各一穴。简便取穴：把手掌按在同侧膝盖上，手心正对膝盖骨，四指略分开，无名指指尖下便是足三里穴。

【操作方法】　食指尖点压按摩，或拇指或中指按压轻揉，以局部酸胀为度。

（4）**太渊**

【位置】　位于腕掌侧横纹桡侧，桡动脉搏动处，左右各一穴。

【操作方法】　用拇指指腹按揉，力度以稍有疼痛感为宜。老年人按摩动作要轻柔，至穴位酸胀为度。

（5）**膈俞**

【位置】　位于背部，第7胸椎棘突下，旁开1.5寸。左右各一穴。简便取穴：背过手，摸到肩胛骨和脊椎骨之间的凹陷，就是膈俞穴。

【操作方法】　拇指或中指按揉，每次按揉5分钟，每天2次，左右交替按揉，按揉时以有酸、麻、胀的感觉为度。

（6）**血海**

【位置】　位于大腿内侧，屈膝，在髌骨底内侧缘上2寸，股四头肌内侧头的隆起处。

【操作方法】　拇指或中指按揉，每次按揉5分钟，每天2次，左右交替按揉，按揉时以有酸、麻、胀的感觉为度。

（7）**膻中**

【位置】　位于前正中线，两乳头连线的中点。

【操作方法】 拇指或中指的指腹按揉，每次 10 秒，6 次为 1 遍，每天 3～5 遍。按揉时以稍有疼痛感为宜，老年人动作要轻柔。

注意事项

在进行穴位疗法时，需要选择正规的医疗机构，严格遵守操作规范和注意事项，以免出现不必要的风险。

五、气虚痰湿状态

（一）状态特征

气虚痰湿状态的人群常表现为外形虚胖，面色白或萎黄，大腹便便，动作迟缓，性情懒惰，不喜活动，肌肤松弛，精神倦怠，少气乏力，食欲不振，眠多，排便黏滞不爽，舌淡苔厚腻，脉弱[11, 30]。

（二）饮食调养[31]

气虚痰湿状态的人群主要遵循低盐、低脂肪饮食，宜多食白萝卜、扁豆、荠菜、紫菜、海带、芹菜、冬瓜叶、丝瓜、荸荠、荷叶、山楂、冬瓜籽、黄瓜、山药、薏苡仁、胡萝卜、赤小豆等。少食肥甘油腻、酸涩食品、寒凉酸味水果。忌过饱。

1. 可用食疗方案[4]

（1）白术党参茯苓粥

【原料】 红枣 3 颗，薏苡仁适量，白术、党参、茯苓、甘草各 15 克。

【制作】 将红枣、薏苡仁洗净，红枣去核，备用。将白术、党参、茯苓、甘草洗净，加入 300 毫升水煮沸后，以小火煎成 200 毫升，滤取出药汁在煮好的药汁中加入薏苡仁、红枣，以大火煮开，再转入小火熬煮成粥，加入适当的调味料即可。

【功效】 健脾益气，祛湿利水。

（2）五苓粥

【原料】 泽泻 12 克，茯苓、猪苓、白术各 9 克，桂枝 6 克，粳米 100 克。

【制作】 先取茯苓等 5 味中药于砂锅内煎煮，沸后文火保持 30 分钟，反复 2 次。过滤去渣留汁，备用；再取粳米淘洗干净，加水熬煮至八九分熟烂，加入上述备用之药汁，继续熬煮至熟烂，即可。

【用法】 温热服，每日 2 次，3～5 日为 1 疗程。

【功效】 利水渗湿，温阳化气。

（3）大枣眉豆汤

【原料】 大枣 30 克，眉豆 60 克，云茯苓 15 克，大蒜 15 克。

【制作】 水煎服。

【功效】 健脾益气，利尿消肿。

2. 可用药茶方案[4]

玉米须赤小豆饮

【原料】　玉米须 30 克（鲜者 100 克），赤小豆 30 克。

【制作】　玉米须洗净，用纱布包裹后，与赤小豆同煮至豆熟。

【用法】　食豆饮汤。每日 1 次，连服 7 日。

【功效】　健脾利水。

3. 可用膏方方案[5]

（1）化痰除湿膏

【原料】　中药煎剂：法半夏 100 克，橘红 100 克，桔梗 100 克，枳实 100 克，熟大黄 50 克，川芎 60 克，炒白芍 100 克，茯苓 100 克，炙甘草 30 克，黄芩 100 克，苍术 100 克，神曲 100 克，山楂 100 克，浙贝母 100 克，竹茹 100 克，佛手 100 克，香橼 100 克，制南星 60 克，泽泻 150 克，荷叶 100 克，姜黄 100 克，制首乌 150 克，黄芪 100 克，党参 100 克，炒白术 100 克，白扁豆 100 克，怀山药 100 克，莲子肉 100 克，薏苡仁 200 克，广木香 100 克。胶类药：阿胶 200 克。调味药：冰糖 250 克。

【用法】　温水兑服，1 次 1 匙（约 15 毫升/匙），第 1 周早饭前空腹服用 1 次，从第 2 周起，早饭前、晚睡前各服用 1 次。

【功效】　化痰除湿。

（2）益气消肿膏

【原料】　中药煎剂：生黄芪 150 克，汉防己 100 克，茯苓 150 克，泽泻 150 克，炒白术 150 克，冬瓜皮 100 克，大腹皮 100 克，陈皮 60 克，玉米须 300 克，制首乌 150 克，黑豆 150 克，楮实子 100 克，炒薏苡仁 150 克，炙甘草 30 克。胶类药：龟板胶 100 克，阿胶 100 克。调味药：生姜汁 100 毫升，冰糖 200 克。

药物加减方法：睡眠欠佳者，加柏子仁 150 克，夜交藤 200 克；食纳欠馨者，加生山楂 100 克，炒麦芽 200 克；便秘者，加火麻仁 120 克，郁李仁 100 克。

【用法】　温水兑服，1 次 1 匙（约 15 毫升/匙），第 1 周早饭前空腹服用 1 次，从第 2 周起，早饭前、晚睡前各服用 1 次。

【功效】　健脾益气，利湿消肿。

4. 注意事项

饮食调养不能代替药物，如有不适请寻求专业医生帮助。

（三）情志起居

（1）情志调摄

日常生活中保持平和的心态，宜多参加社会活动，培养广泛的兴趣爱好，宜欣赏激进、振奋的音乐[6]。

（2）起居调摄

居住环境宜干燥，不宜潮湿。穿衣面料以棉、麻、丝等透气散湿的天然纤维为佳，尽量保持宽松，有利于汗液蒸发，祛除体内湿气。起居宜规律，保证充足睡眠，劳逸相结合，根据气候变化适时增减衣物[15]。

（四）运动保健

气虚痰湿状态的人群应尽量避免在炎热和潮湿的环境中锻炼，同时避免运动量大、短时间以及快速爆发的运动。可根据自身情况循序渐进，坚持长期规律的有氧运动，如八段锦、五禽戏、太极拳、慢跑、乒乓球、羽毛球、网球、爬山等运动。可反复练习八段锦的"调理脾胃须单举"和五禽戏的"虎戏"[27]。

注意事项

若出现呼吸困难、眩晕、乏力、面色发白、大汗淋漓不止、胸闷、心胸刺痛等不适症状时，请立即停止运动，并前往最近的医院就诊，或拨打120急救。

（五）针灸推拿[8]

常用的穴位有气海、关元、足三里、太渊、丰隆、天枢等。

（1）气海

【位置】　在前正中线，脐下1.5寸。

【操作方法】　以右掌心紧贴气海，顺时针方向按摩100～200次，再换以左掌心逆时针方向按摩100～200次，以按摩至有热感为度。

（2）关元

【位置】　位于前正中线上，脐中下方3寸。

【操作方法】　双手交叉重叠置于关元上，稍用力，快速、小幅度地上下推动，以局部酸胀为度。

（3）足三里

【位置】　在小腿外侧，外膝眼下3寸，胫骨前1横指处，左右各一穴。简便取穴：把手掌按在同侧膝盖上，手心正对膝盖骨，四指略分开，无名指指尖下便是足三里穴。

【操作方法】　食指尖点压按摩，或拇指或中指按压轻揉，以局部酸胀为度。

（4）太渊

【位置】　位于腕掌侧横纹桡侧，桡动脉搏动处，左右各一穴。

【操作方法】　用拇指指腹按揉，力度以稍有疼痛感为宜。老年人按摩动作要轻柔，至穴位酸胀为度。

（5）丰隆

【位置】　位于小腿前外侧，外踝尖上8寸，距胫骨前缘两横指。左右各一穴。

【操作方法】　拇指或中指按揉，每次按揉5分钟每天2次，左右交替按揉，按揉时以有酸、麻、胀的感觉为度。

（6）天枢

【位置】　位于腹部，在肚脐两侧2寸处。左右各一穴。

【操作方法】　双手交叉重叠置于天枢上，稍用力，快速、小幅度地上下推动，以局部酸胀为度。

注意事项

在进行穴位疗法时，需要选择正规的医疗机构，严格遵守操作规范和注意事项，以免出现不必要的风险。

六、气虚湿热状态

（一）状态特征

气虚湿热状态的人群常表现为形体肥胖，面色蜡黄，精神不振，身热头痛，口干口苦，易自汗，或四肢困倦，胸满身重，腰酸乏力，面及周身水肿，不思饮食，眠差，大便溏薄，小便短赤。舌淡或红，苔黄腻，脉弱或濡数[11,30]。

（二）饮食调养

气虚湿热状态的人群在正常饮食的基础上，宜多食小米、南瓜、白萝卜、胡萝卜、芹菜、冬瓜叶、丝瓜、荸荠、山药、大枣、香菇、莲子、豆类等。少吃或不吃空心菜、槟榔、生萝卜等耗气的食物。不宜多食生冷苦寒、辛辣燥热的食物。少食温燥、辛辣的食物[17]。

1. 可用食疗方案[4]

（1）金银花水鸭汤

【原料】　金银花 9 克，生地 6 克，水鸭 1 只，猪瘦肉 250 克，生姜 2～3 片。

【制作】　金银花、生地洗净，稍浸泡；水鸭宰净，去肠杂、尾巴部，洗净砍件；猪瘦肉洗净，不用刀切。然后将所有原料与生姜一起放进瓦煲内，加入清水 3000 毫升（约 12 碗水量），先用武火煲沸，再改为文火煲 3 小时，调入适量食盐和生油便可。

【功效】　清热利湿。

（2）白果扁豆猪肚汤

【原料】　白果 15 颗，扁豆、薏苡仁各 30 克，胡椒 15 颗，猪肚（即猪胃）1 个，猪瘦肉 50 克，生姜 4 片。

【制作】　白果去壳，洗净；猪瘦肉洗净，不必刀切；扁豆、薏苡仁洗净，稍浸泡；胡椒稍打碎；猪肚翻开，用刀刮去内膜，冲洗，涂上豆粉后再洗一遍，再冲洗，用食盐洗擦，再放水冲洗干净，切为条状块。然后各原料与生姜一起放进瓦煲内，加入清水 3000 毫升（约 12 碗水量），先用武火煲沸，再改用文火煲 2～3 小时，调入适量食盐和少许生油便可。

【功效】　健脾祛湿。

（3）万寿药酒

【原料】　红枣 1000 克，菖蒲、川郁金各 30 克，全当归 60 克，五加皮、陈皮、茯神、牛膝、麦冬各 30 克，红花 15 克，烧酒 12 千克。

【制作】　将上药切碎，盛入绢袋，以酒浸泡，坛口密封，隔水加热半小时，取出放凉，埋土中数日出毒后饮用。1 日 2 次。

【功效】　益气养血，健脾化湿。

2. 可用药茶方案[4]

白果薏米水

【原料】 去壳白果种仁 8～12 粒，薏苡仁 100 克，白糖（或冰糖）适量。

【制作】 白果与薏苡仁加水适量，煮熟后入糖调服。

【功效】 健脾利湿，清热消肿。

3. 可用膏方方案[5]

（1）清热利湿膏

【原料】 中药煎剂：黄芩 100 克，黄连 100 克，黄柏 100 克，茵陈 300 克，滑石 100 克，栀子 100 克，熟大黄 80 克，法半夏 100 克，橘红 100 克，枳实 100 克，川芎 60 克，炒白芍 150 克，茯苓 100 克，苍术 100 克，神曲 100 克，山楂 100 克，竹茹 100 克，佛手 100 克，香橼 100 克，胆南星 50 克，泽泻 150 克，荷叶 100 克，制首乌 150 克，党参 100 克，白扁豆 100 克，黑料豆 100 克，莲子肉 100 克，薏苡仁 200 克，生甘草 30 克，决明子 150 克，虎杖 150 克。胶类药：阿胶 200 克。调味药：冰糖 250 克。

【用法】 温水兑服，1 次 1 匙（约 15 毫升/匙），第 1 周早饭前空腹服用 1 次，从第 2 周起，早饭前、晚睡前各服用 1 次。

【功效】 化痰除湿。

（2）补肾利湿膏（陈以平膏方）

【原料】 中药煎剂：黄芪 300 克，薏苡仁 300 克，莲肉 300 克，玉米须 300 克，石韦 300 克，白花蛇舌草 300 克，白术 150 克，菟丝子 150 克，仙灵脾 150 克，杜仲 150 克，防风 30 克，苍术 120 克，茯苓 120 克，狗脊 120 克，龟板 120 克，生地 120 克，黄柏 120 克，巴戟天 120 克，桑寄生 120 克，当归 120 克，川续断 120 克，党参 200 克，山药 200 克，金樱子 200 克。胶类药：龟板胶 150 克。调味药：生晒参粉 100 克，胎盘粉 100 克，冰糖 500 克。

【用法】 温水兑服，1 次 1 匙（约 15 毫升/匙），第 1 周早饭前空腹服用 1 次，从第 2 周起，早饭前、晚睡前各服用 1 次。

【功效】 健脾补肾，清热利湿。

4. 注意事项

饮食调养不能代替药物，如有不适请寻求专业医生帮助。

（三）情志起居

（1）情志调摄

要保持快乐平稳的心情，适合听节奏欢快、曲调悠扬的音乐[6]。

（2）起居调摄

提倡劳逸结合，居室宜干燥、通风良好，避免居处潮热，可在室内用除湿器或空调改善湿、热的环境。平时应避免出汗后吹风，坐卧休息要避开门缝、窗缝，以免受凉，卧室环境应采用明亮的暖色调。睡前避免服用咖啡等饮料，不宜吸烟饮酒。保持二便通畅，防止湿热积聚[15]。

（四）运动保健

气虚湿热状态的人群适合运动量适中的项目，循序渐进，逐渐增大强度，如八段锦、五禽戏、散步、慢跑、太极拳、太极剑、健身操、瑜伽等，宜选择干燥、空气流通的运动环境。可反复练习八段锦的"双手托天理三焦""左右开弓似射雕""五劳七伤往后瞧""调理脾胃须单举"和五禽戏的"熊戏"[8, 27]。

注意事项

若出现呼吸困难、眩晕、乏力、面色发白、大汗淋漓不止、胸闷、心胸刺痛等不适症状时，请立即停止运动，并前往最近的医院就诊，或拨打 120 急救。

（五）针灸推拿[8]

常用的穴位有气海、关元、足三里、太渊、合谷、八髎穴等。

（1）气海

【位置】 在前正中线，脐下 1.5 寸。

【操作方法】 以右掌心紧贴气海，顺时针方向按摩 100～200 次，再换以左掌心逆时针方向按摩 100～200 次，以按摩至有热感为度。

（2）关元

【位置】 位于前正中线上，脐中下方 3 寸。

【操作方法】 双手交叉重叠置于关元上，稍用力，快速、小幅度地上下推动，以局部酸胀为度。

（3）足三里

【位置】 在小腿外侧，外膝眼下 3 寸，胫骨前 1 横指处，左右各一穴。简便取穴：把手掌按在同侧膝盖上，手心正对膝盖骨，四指略分开，无名指指尖下便是足三里穴。

【操作方法】 食指尖点压按摩，或拇指或中指按压轻揉，以局部酸胀为度。

（4）太渊

【位置】 位于腕掌侧横纹桡侧，桡动脉搏动处，左右各一穴。

【操作方法】 用拇指指腹按揉，力度以稍有疼痛感为宜。老年人按摩动作要轻柔，至穴位酸胀为度。

（5）合谷

【位置】 在手背，第 1、2 掌骨间，第 2 掌骨桡侧中点处，即通常说的虎口处。

【操作方法】 拇指按揉，每次按揉 2～3 分钟，按揉时以有酸、麻、胀的感觉为宜。

（6）八髎穴

【位置】 位于骶椎，分上髎、次髎、中髎和下髎，左右各四个穴位，分别在第 1、2、3、4 骶后孔中，合称"八髎穴"。

【操作方法】 用拇指依次从上髎穴开始往下按揉，每次约 15 分钟，以有酸、麻、胀的感觉为度。

注意事项

在进行穴位疗法时，需要选择正规的医疗机构，严格遵守操作规范和注意事项，以免出现不必要的风险。

七、阳虚血瘀状态

（一）状态特征

阳虚血瘀状态的人群常表现为形体消瘦，倦怠少神，面色青灰，口唇青紫，畏寒肢凉，肢端麻木，四肢水肿，或肢体痿废不用，或局部固定刺痛，肢体紫斑、经血紫暗夹块；大便溏泄，小便清长量多或短少，舌淡胖或有斑点，苔白，脉沉迟而涩[33]。

（二）饮食调养

阳虚血瘀状态的人群主要遵循低盐、低脂肪饮食，宜适当选用韭菜、洋葱、香菇、茄子、金针菇、大蒜、生姜、玫瑰花、茉莉花、瘦猪肉、鸡肉、生山楂、番木瓜、黑豆等。少食收涩、寒凉、冰冻之物，以及油腻食物，忌烟酒。女性月经期间慎用活血类食物[17]。

1. 可用食疗方案[4]

（1）山楂牛肉干

【原料】 生山楂 50 克，黄牛肉 400 克，素油 1000 克（实耗 50 克），香油 20克，姜 10 克，葱 20 克，盐 6 克，花椒 4 克，料酒 25 克，酱油 20 克，味精 4 克，白糖 10 克。

【制作】 牛肉剔去皮筋，洗净备用；山楂去杂质，生姜切片，葱切段。将山楂 20克放入锅内，加水约 2000 毫升，在火上烧沸后再放入牛肉，共同煮熬至六成熟；捞出牛肉稍晾后切成约长 6 厘米宽 1.5 厘米的粗条，用酱油、生姜、葱、料酒、花椒等调料将肉条拌匀，腌制 1 小时，再沥去水分。将油放入铁锅内，文火炼熟，投入肉条炸干水分，至色微黄即用漏勺捞起，沥去油；将锅内油倒出，锅底留少量余油，再置火上，投入余下的山楂，略炸后再将肉干倒入锅中，反复翻炒，微火焙干，即可起锅置于盘中，淋入香油，撒上味精、白糖，拌匀即成。

【功效】 活血化瘀。

（2）养生酒

【原料】 当归身（酒洗）、甘菊花各 30 克，桂圆肉 240 克，枸杞子 120 克，白酒浆 3500 毫升，滴烧酒 1500 毫升。

【制作】 上述四药（当归切片）盛于绢袋（或纱布袋）内，扎紧口，悬于酒坛中，再灌入白酒和滴烧酒，黄泥封固坛口，窖藏，1 个月后即可饮用。

【功效】 补血益精，宁心安神。

（3）罐焖仔鸡

【原料】 雄仔鸡 1 只（750 克左右），当归、鸡血藤各 20 克，桃仁、桂枝各 10克，生麻黄 3 克，生姜、葱白各 10 克，绍酒、面酱各 25 克，花椒 3 克，盐、糖、味精少许。

【制作】 鸡治净，入清水泡 2 小时，捞出切块，经油炸后入罐中。诸药装入纱布袋内扎口，投入罐中，加入调料，兑入老汤及适量水，上屉蒸 1 小时，取出翻扣于盘中，捞出药袋不用。余汁倒入勺内，大火烧沸，兑入少量淀粉勾芡，反复推匀，浇在鸡上面。

【功效】 温阳散寒，活血通络。

2. 可用药茶方案[4]

山楂红糖饮

【原料】 山楂片 50 克，红糖 30 克。

【制作】 山楂水煎取汁，冲红糖温服。

【功效】 活血化瘀。

3. 可用膏方方案[20]

（1）生化蜜膏

【原料】 当归、益母草各 30 克，川芎、桃仁、甘草、丹皮各 10 克，炮姜 5 克，白蜜 50 毫升。

【用法】 每次服 30 毫升，1 日 3 次。

【功效】 活血化瘀，温经止痛。

（2）温经止痛膏

【原料】 中药煎剂：当归 100 克，炒白芍 100 克，川芎 100 克，桂枝 50 克，干姜 30 克，法半夏 100 克，陈皮 100 克，小茴香 30 克，延胡索 150 克，茯苓 100 克，五灵脂 100 克，杜仲 150 克，肉桂（后下）30 克，炙甘草 30 克。胶类药：鹿角胶 50 克，阿胶 150 克。调味药：生姜汁 100 毫升，蜂蜜 100 克，红糖 100 克。

药物加减方法：睡眠欠佳者，加柏子仁 100 克，夜交藤 200 克；食纳欠馨者，加生山楂 100 克，炒麦芽 200 克；便秘者，加火麻仁 120 克，肉苁蓉 100 克。

【用法】 温水兑服，1 次 1 匙（约 15 毫升/匙），第 1 周早饭前空腹服用 1 次，从第 2 周起，早饭前、晚睡前各服用 1 次。

【功效】 温经活血，化瘀止痛。

4. 注意事项

饮食调养不能代替药物，如有不适请寻求专业医生帮助。

（三）情志起居[6]

（1）情志调摄

宜保持积极向上的心态，正确对待生活中的不利事件，及时调节自己的消极情绪。宜欣赏激昂、高亢、豪迈的音乐。

（2）起居调摄

居住环境以温和的暖色调为宜，不宜在阴暗、潮湿、寒冷的环境下长期工作和生活。平时要注意腰背部、关节和下肢保暖。白天保持一定活动量，避免打盹瞌睡。睡觉前尽量不要饮水，不熬夜，保证充足的睡眠。

（四）运动保健

阳虚血瘀状态的人群应多做些促进气血循环但避免损耗阳气的运动，使全身经络、气血通畅，五脏六腑调和，如八段锦、五禽戏、太极拳、太极剑、中慢速跑步、游泳、徒手健身操等。可反复练习"调理脾胃须单举""背后七颠百病消""两手攀足固肾腰"和五禽戏的"虎戏""熊戏"[8, 27]。

注意事项

若出现呼吸困难、眩晕、乏力、面色发白、大汗淋漓不止、胸闷、心胸刺痛等不适症状时，请立即停止运动，并前往最近的医院就诊，或拨打 120 急救。

（五）针灸推拿[8]

常用的穴位有神阙、气海、大椎、中极、膈俞、血海、膻中等。

（1）神阙

【位置】 在腹部，肚脐中央。

【操作方法】 常用艾灸，具体方法如下：用湿纸巾或湿纱布包裹适量炒过的粗盐盖在肚脐上，再取 2～3mm 厚的生姜一片覆盖其上，扎上小孔以便透热，用艾炷或者艾条施灸[21]。

（2）气海

【位置】 在前正中线，脐下 1.5 寸。

【操作方法】 以右掌心紧贴气海，顺时针方向按摩 100～200 次，再换以左掌心逆时针方向按摩 100～200 次，以按摩至有热感为度。

（3）大椎

【位置】 位于后颈部，第 7 颈椎棘突下凹陷中。

【操作方法】 先将双手掌心来回搓 1 分钟至发热，然后迅速按到大椎上，接着沿背部正中线以大椎为中心上下搓动，使热力向下渗透，使大椎穴局部发热发烫，并向四周发散。

（4）中极

【位置】 位于腹部，前正中线，脐下 4 寸。

【操作方法】 双手交叉重叠于中极上，稍用力，快速、小幅度地上下推动，以局部酸胀为度。

（5）膈俞

【位置】 位于背部，第 7 胸椎棘突下，旁开 1.5 寸。左右各一穴。简便取穴：背过手，摸到肩胛骨和脊椎骨之间的凹陷，就是膈俞穴。

【操作方法】 拇指或中指按揉，每次按揉 5 分钟，每天 2 次，左右交替按揉，按揉时以有酸、麻、胀的感觉为度。

（6）血海

【位置】   位于大腿内侧，屈膝，在髌骨底内侧缘上 2 寸，股四头肌内侧头的隆起处。

【操作方法】   拇指或中指按揉，每次按揉 5 分钟，每天 2 次，左右交替按揉，按揉时以有酸、麻、胀的感觉为度。

（7）膻中

【位置】   位于前正中线，两乳头连线的中点。

【操作方法】   拇指或中指的指腹按揉，每次 10 秒，6 次为 1 遍，每天 3～5 遍。按揉时以稍有疼痛感为宜，老年人动作要轻柔。

注意事项

在进行穴位疗法时，需要选择正规的医疗机构，严格遵守操作规范和注意事项，以免出现不必要的风险。

八、阳虚痰湿状态

（一）状态特征

阳虚痰湿状态的人群常表现为体形肥胖，气息喘促，四肢不温，面色苍白，神疲乏力，常感疲乏、身重，嗜睡，怕冷，易吐痰涎，大便溏稀，舌体胖大，舌边齿痕，舌质淡，苔白腻，脉沉弱[11, 34]。

（二）饮食调养

阳虚痰湿状态的人群主要遵循低盐、低脂肪饮食，宜选用温补脾阳、健脾助运、祛湿化痰的食物，如白萝卜、白菜、木耳、猪肉、牛肉、羊肉、鸡蛋、韭菜、杏鲍菇、豆腐、扁豆、冬瓜等。少食生冷、苦寒、黏腻食物，即使在盛夏也不要过食寒凉[8]。

1. 可用食疗方案[4]

（1）五苓粥

【原料】   泽泻 12 克，茯苓、猪苓、白术各 9 克，桂枝 6 克，粳米 100 克。

【制作】   先取茯苓等 5 味中药于砂锅内煎煮，沸后文火保持 30 分钟，反复 2 次。过滤去渣留汁，备用；再取粳米淘洗干净，加水熬煮至八九分熟烂，加入上述备用之药汁，继续熬煮至熟烂，即可。

【用法】   温热服，每日 2 次，3～5 日为 1 疗程。

【功效】   利水渗湿，温阳化气。

（2）果仁排骨

【原料】   草果仁 10 克，薏苡仁 50 克，猪排骨 2500 克，生姜 50 克，葱 50 克，花椒 5 克，料酒 50 克，冰糖屑 50 克，芝麻油 5 克，味精 3 克，食盐 3 克，卤汁适量。

【制作】   草果仁、薏苡仁分别放在锅内炒黄，略加捣碎，加清水熬 2 次，收集过滤药液 5000 毫升；将猪排骨洗净，边角修砍整齐，放入盛药汁的锅中，再把姜、葱洗净，拍松下入锅中，同时下入花椒，置火上烧沸，打去浮沫，煮至排骨六七成熟时捞出稍晾。卤汁倒入锅内，置文火上烧沸，将排骨再放入锅中，卤至熟透，即刻起锅。注意不要卤得时间过长，以免骨肉分离。锅中加适量卤汁，加冰糖、味精、食盐，在文火上收成浓汁，烹入料酒后均匀涂在排骨表面，再抹上芝麻油即成。

【功效】 温阳健脾燥湿。

（3）八宝鸡

【原料】 母鸡1只（1750克），香菇、干贝、姜末、料酒各10克，薏苡仁、芡实、百合各15克，糯米60克，莲子、麻油各30克，熟火腿18克，盐3克，胡椒粉0.6克，熟猪油1000克，糖醋生菜150克，椒盐调料2碟。

【制作】 将鸡去毛、内脏，整鸡出骨，洗净。用料酒、盐（1.5克）、姜末涂抹在鸡身内外，腌渍约30分钟。将糯米、薏苡仁、百合、莲子（去心）、芡实分别泡胀、洗净，盛入碗内，上笼蒸熟。火腿、香菇均切成与薏苡仁同样大小的颗粒。将以上几种辅料盛入盆内，加猪油60克，盐1.5克，胡椒粉0.6克拌匀，装入鸡腹内，鸡颈开口处和肛门均用竹签封严后，盛入盆内，上笼蒸两小时至九成烂，取出，沥干水，晾凉。用细竹签在鸡胸部、鸡腿部戳几个气眼。将铁锅置旺火上，下猪油烧至六成热，将鸡炸至呈淡黄色时，捞出，抽出竹签，在鸡脯上用刀均匀地划成1寸长的斜方刀口，盛入盘内，将麻油烧热，淋在鸡脯刀口处，与糖醋生菜、椒盐调料2碟一同上桌。

【功效】 养心补肾，润肺健脾。

2. 可用药茶方案[4]

三子养亲茶

【组成】 紫苏子、莱菔子、白芥子各3克。

【制作】 上物微炒，击碎，纱布袋盛之，煮汤。

【功效】 温肺理气，化痰消滞。

3. 可用膏方方案[5]

（1）温肺止咳膏

【原料】 中药煎剂：生麻黄30克，桂枝100克，当归100克，炒白芍100克，细辛30克，五味子60克，法半夏100克，干姜60克，茯苓100克，陈皮100克，杏仁100克，紫菀150克，款冬花150克，炙甘草60克。胶类药：龟板胶50克，鹿角胶50克，阿胶100克。调味药：生姜汁200毫升，冰糖100克。

药物加减方法：睡眠欠佳者，加百合200克，远志60克；食纳欠馨者，加生山楂100克，炒谷芽200克；便秘者，加紫菀至300克，桃仁100克；痰多色白者，加干姜至100克，加陈皮至120克；痰黏色黄者，加炒黄芩100克，浙贝母100克；咽痛咽痒者，加射干100克，薄荷（后下）30克。

【用法】 温水兑服，1次1匙（约15毫升/匙），第1周早饭前空腹服用1次，从第2周起，早饭前、晚睡前各服用1次。

【功效】 温肺化痰，止咳平喘。

（2）温肾化痰膏（杨少山膏方）

【原料】　中药煎剂：生黄芪 250 克，炒党参 250 克，防风 60 克，炒冬术 150 克，姜半夏 100 克，茯苓 150 克，陈皮 60 克，炙甘草 50 克，杏仁 100 克，炒苏子 100 克，熟地 150 克，怀山药 150 克，山茱萸 60 克，炒杜仲 300 克，炒川断 150 克，菟丝子 200 克，沙苑子 200 克，淫羊藿 100 克，巴戟天 100 克，炙款冬花 100 克，炙枇杷叶 150 克，枸杞子 300 克，炒狗脊 150 克，白前 100 克，桑白皮 150 克，川石斛 150 克，五味子 60 克，川朴花 100 克，炒麦芽 150 克，炒谷芽 150 克，佛手 60 克，玫瑰花 30 克，绿梅花 100 克，淮小麦 300 克，红枣 250 克，胡桃肉 250 克。胶类药：鹿角胶 250 克，阿胶 250 克。调味药：冰糖 500 克。

【用法】　温水兑服，1 次 1 匙（约 15 毫升/匙），第 1 周早饭前空腹服用 1 次，从第 2 周起，早饭前、晚睡前各服用 1 次。

【功效】　健脾补肾，降气化痰。

4. 注意事项

饮食调养不能代替药物，如有不适请寻求专业医生帮助。

（三）情志起居[6]

（1）情志调摄

宜多参加社会活动，培养广泛的兴趣爱好，欣赏激进、振奋的音乐。

（2）起居调摄

居住环境宜干燥，不宜潮湿，要注意多晒太阳，穿衣面料以棉、麻、丝等透气散湿的天然纤维为佳，尽量保持宽松，晚上睡觉枕头不宜过高，防止打鼾加重，早睡早起，不要过于安逸，勿贪恋沙发和床榻。

（四）运动保健

阳虚痰湿状态的人群一般身体困重，喜温热而怕寒冷，容易倦怠，应尽量避免在炎热和潮湿的环境中锻炼，同时避免大运动量、短时间以及快速爆发的运动，选择在春夏季或阳光充足、暖和的天气下根据自身情况选择适合的运动形式，循序渐进，坚持长期规律的有氧运动。如八段锦、五禽戏、慢跑、打乒乓球、爬山等。可反复练习八段锦的"调理脾胃须单举""背后七颠百病消""两手攀足固肾腰"和五禽戏的"虎戏""熊戏"[27]。

注意事项

若出现呼吸困难、眩晕、乏力、面色发白、大汗淋漓不止、胸闷、心胸刺痛等不适症状时，请立即停止运动，并前往最近的医院就诊，或拨打 120 急救。

（五）针灸推拿[8]

常用的穴位有神阙、气海、大椎、中极、丰隆、天枢等。

（1）神阙

【位置】 在腹部，肚脐中央。

【操作方法】 常用艾灸，具体方法如下：用湿纸巾或湿纱布包裹适量炒过的粗盐盖在肚脐上，再取 2～3 mm 厚的生姜一片覆盖其上，扎上小孔以便透热，用艾炷或者艾条施灸[21]。

（2）气海

【位置】 在前正中线，脐下 1.5 寸。

【操作方法】 以右掌心紧贴气海，顺时针方向按摩 100～200 次，再换以左掌心逆时针方向按摩 100～200 次，以按摩至有热感为度。

（3）大椎

【位置】 位于后颈部，第 7 颈椎棘突下凹陷中。

【操作方法】 先将双手掌心来回搓 1 分钟至发热，然后迅速按到大椎上，接着沿背部正中线以大椎为中心上下搓动，使热力向下渗透，使大椎穴局部发热发烫，并向四周发散。

（4）中极

【位置】 位于腹部，前正中线，脐下 4 寸。

【操作方法】 双手交叉重叠于中极上，稍用力，快速、小幅度地上下推动，以局部酸胀为度。

（5）丰隆

【位置】 位于小腿前外侧，外踝尖上 8 寸，距胫骨前缘两横指。左右各一穴。

【操作方法】 拇指或中指按揉，每次按揉 5 分钟，每天 2 次，左右交替按揉，按揉时以有酸、麻、胀的感觉为度。

（6）天枢

【位置】 位于腹部，在肚脐两侧 2 寸处。左右各一穴。

【操作方法】 双手交叉重叠置于天枢上，稍用力，快速、小幅度地上下推动，以局部酸胀为度。

注意事项

在进行穴位疗法时，需要选择正规的医疗机构，严格遵守操作规范和注意事项，以免出现不必要的风险。

九、阴血亏虚状态

（一）状态特征

阴血亏虚状态的人群常表现为形体消瘦，面色苍白或萎黄，口唇、指甲发白。午后低热，夜间盗汗，肢体麻木，头晕目眩，口燥咽干，便秘、便血。神疲乏力，项背强急，四肢徐徐抽动，汗出，默默不语或烦躁不安，失眠[11, 30]。

（二）饮食调养

阴血亏虚状态的人群主要以清补为宜，宜选用滋阴补血的食物，如木耳、番茄、茄子、苦瓜、丝瓜、油菜、猪肉、兔肉、驴肉、鸭肉、鹌鹑、鲫鱼、干贝、海参、蛤蜊、蚌肉等。少食生火生燥的食物，例如辣椒、牛肉、羊肉、大蒜、花生、瓜子等，忌饮酒[8]。

1. 可用食疗方案[4]

（1）红枣黑木耳汤

【原料】 黑木耳 15 克，红枣 15 枚，冰糖适量。

【制作】 将黑木耳用温水泡开，摘去蒂头，洗净，红枣洗净，同放入锅内，加水适量，置武火上烧沸，改用文火慢炖 1 小时，至黑木耳熟烂再入冰糖，令溶化即可。

【功效】 补血。

（2）核桃麻桑丸

【原料】 核桃仁 80 克，黑芝麻 100 克，桑叶 60 克。

【制作】 将桑叶晒干，粉成细末，之后与淘洗干净的核桃仁、淘洗干净炒熟的黑芝麻一同捣烂为泥，制成小丸，装瓶备用。

【用法】 每次 6 克，每日 2～3 次，用温开水送服。

【功效】 补肝肾，养阴血，润肠道，安心神。

（3）红枣炖肘

【原料】 猪肘 1000 克，红枣 200 克，清汤 1500 克，调料适量。

【制作】 猪肘刮洗干净，在开水中焯一下，除去血水。取冰糖 30 克，用小火炒成深黄色糖汁，砂锅中放入猪肘及清汤，旺火烧沸，去浮沫，加入冰糖汁、红枣及葱、姜、酱油、料酒、盐等，文火炖 2～3 小时，待肘子烂熟时，入味精。

【功效】 健脾养胃，滋阴补血。

2. 可用药茶方案[4]

芝麻茶

【原料】 芝麻 500 克。

【制作】 先将芝麻去皮，炒香磨细，加淡盐，用适量水调成稀糊，再用滚开的红茶水调入。

【用法】 每次 30 克，1 日 2 次。

【功效】 滋补肝肾，补血。

3. 可用膏方方案[5]

（1）养阴止血膏（朱南孙膏方）

【原料】 中药煎剂：潞党参 120 克，炙黄芪 120 克，全当归 120 克，熟地 90 克，生地 90 克，南沙参 90 克，北条参 30 克，天冬 120 克，麦冬 120 克，大白芍 120 克，粉丹皮 90 克，女贞子 120 克，旱莲草 120 克，仙鹤草 120 克，枸杞子 120 克，川牛膝 120 克，川续断肉 120 克，桑寄生 120 克，覆盆子 120 克，山萸肉 90 克，怀山药 120

克，福泽泻 90 克，云茯苓 120 克，炙甘草 60 克，川楝子 90 克，广陈皮 60 克，广木香 45 克，淮小麦 300 克，五味子 60 克，龙眼肉 60 克，湘莲子 60 克，胡桃肉 90 克。胶类药：鹿角胶 60 克，阿胶 150 克。调味药：冰糖 750 克。

【用法】 温水兑服，1 次 1 匙（约 15 毫升/匙），第 1 周早饭前空腹服用 1 次，从第 2 周起，早饭前、晚睡前各服用 1 次。

【功效】 滋补肝肾，健脾止血。

（2）滋肾平肝膏（杨少山膏方）

【原料】 中药煎剂：明天麻 100 克，枸杞子 300 克，钩藤 150 克，杭白芍 150 克，炙甘草 50 克，炒川连 30 克，炒枣仁 300 克，太子参 300 克，炒冬术 100 克，茯苓 150 克，丹参 150 克，川石斛 150 克，炒僵蚕 100 克，丝瓜络 100 克，麦冬 100 克，生地 150 克，熟地 150 克，怀山药 150 克，山萸肉 50 克，丹皮 100 克，泽泻 100 克，广郁金 150 克，淮小麦 300 克，北沙参 300 克，石菖蒲 60 克，炒杜仲 150 克，夜交藤 300 克，炒狗脊 100 克，佛手 100 克，绿梅花 100 克，炒谷芽 150 克，炒麦芽 150 克，玫瑰花 30 克，制香附 100 克。胶类药：龟板胶 250 克，阿胶 250 克。调味药：红枣粉 250 克，冰糖 500 克。

【用法】 温水兑服，1 次 1 匙（约 15 毫升/匙），第 1 周早饭前空腹服用 1 次，从第 2 周起，早饭前、晚睡前各服用 1 次。

【功效】 平肝潜阳，益气养血。

4. 注意事项

饮食调养不能代替药物，如有不适请寻求专业医生帮助。

（三）情志起居

（1）情志调摄

保持情绪稳定，保持心情愉悦，聆听舒缓的音乐[10]。

（2）起居调摄

作息规律，居住环境宜安静，保持充足的睡眠，避免在高温烈日下劳作，不宜汗蒸[6]。

（四）运动保健

阴血亏虚状态的人群不宜进行剧烈的运动，可以散步、打太极，练习五禽戏、易筋经、八段锦、内养操等，轻缓适当的运动可帮助疏通经络、在一定程度上改善阴血亏虚所引起的手脚麻木等不适症状，每天十几分钟至半小时即可。可反复练习易筋经的"卧虎扑食势"和五禽戏的"鹿戏"[27]。

注意事项

若出现呼吸困难、眩晕、乏力、面色发白、大汗淋漓不止、胸闷、心胸刺痛等不适症状时，请立即停止运动，并前往最近的医院就诊，或拨打 120 急救。

（五）针灸推拿[8]

常用穴位有三阴交、太溪、照海、足三里、气海、血海等。

（1）三阴交

【位置】　位于小腿内侧，内踝尖上 3 寸，胫骨内侧缘后方。左右各一穴。

【操作方法】　拇指或中指按揉，每次按揉 5 分钟，每天 2 次，左右交替按揉，按揉时应有酸胀、发热的感觉。因有催产作用，孕妇忌揉。

（2）太溪

【位置】　在足内侧，内踝后方，内踝尖与跟腱之间的中点凹陷处。左右各一穴。

【操作方法】　拇指或中指按揉，每次按揉 5 分钟，左右交替按揉，按揉时应有酸胀、发热的感觉。

（3）照海

【位置】　位于足内侧，内踝尖下方凹陷处。左右各一穴。

【操作方法】　拇指或中指按揉，每次按揉 10 分钟，每天 2 次，左右交替按揉，按揉时应有酸胀、发热的感觉。

（4）足三里

【位置】　在小腿外侧，外膝眼下 3 寸，胫骨前 1 横指处，左右各一穴。简便取穴：把手掌按在同侧膝盖上，手心正对膝盖骨，四指略分开，无名指指尖下便是足三里穴。

【操作方法】　食指尖点压按摩，或拇指或中指按压轻揉，以局部酸胀为度。

（5）气海

【位置】　在前正中线，脐下 1.5 寸。

【操作方法】　以右掌心紧贴气海，顺时针方向按摩 100～200 次，再换以左掌心逆时针方向按摩 100～200 次，以按摩至有热感为度。

（6）血海

【位置】　位于大腿内侧，屈膝，在髌骨底内侧缘上 2 寸，股四头肌内侧头的隆起处。

【操作方法】　拇指或中指按揉，每次按揉 5 分钟，每天 2 次，左右交替按揉，按揉时以有酸、麻、胀的感觉为度。

注意事项

在进行穴位疗法时，需要选择正规的医疗机构，严格遵守操作规范和注意事项，以免出现不必要的风险。

十、阴虚湿热状态

（一）状态特征

阴虚湿热状态的人群常表现为形体偏瘦，低热盗汗，午后颧红，口苦口腻，五心烦热，小便淋涩灼痛，肢体困重，精神不振，皮肤油腻，失眠多梦，舌红苔黄腻，脉细滑数[11, 30]。

（二）饮食调养

阴虚湿热状态的人群宜选用甘凉滋润和清热化湿的食物，如百合、新鲜莲藕、小麦、大麦、荞麦、粟米、薏苡仁、菊花茶、绿茶、蛤蜊、泥鳅、海带、冬瓜、丝瓜、莴笋、苦瓜、绿豆芽等。少食温燥、辛辣的食物。注意阴虚湿热状态的人往往容易过食寒凉而伤及脾胃，因此在服药、饮食方面应当注意徐徐图之，不可操之过急。同时应当注意顾护患者阴津，避免过用发汗、温燥之药物、食物[17]。

1. 可用食疗方案[4]

（1）泽兰炖鳖

【原料】　泽兰 10～15 克，鳖 1 只，生姜 2～3 片。

【制作】　先用热水烫鳖，使其排尿，切开去肠脏；泽兰研末，纳入鳖腹内部（甲与肉同用），然后与生姜一起放进炖盅内，加入适量的冷开水，隔水炖约 2.5 小时，调入适量食盐和生油，稍炖片刻便可。

【功效】　滋阴活血利水。

（2）川芎牛膝炖鱼头

【原料】　川芎 15 克，牛膝 10 克，鳙鱼头 1 个（约 200 克），生姜、葱、食盐、料酒各适量。

【制作】　将川芎洗净，切片；牛膝洗净；鱼头去鳃，洗净。将药物、鱼头放入铝锅中，加生姜、葱、食盐、料酒、水各适量。将铝锅置武火上烧沸，再用文火炖熟即成。食用时加味精少许。

【功效】　滋阴活血利湿。

（3）沙参薏米粥

【原料】　沙参 30 克，绿豆 50 克，薏苡仁 30 克，粳米 100 克，冰糖适量。

【制作】　把沙参、绿豆、薏苡仁、粳米洗净，用砂锅煮粥，熟后再加入冰糖，拌匀即可食用。

【功效】　养阴清热，祛湿解暑。

2. 可用药茶方案[3]

乌龙保健茶

【原料】　乌龙茶 4 克，槐角 24 克，冬瓜皮 24 克，首乌 40 克，山楂肉 20 克。

【制作】　乌龙茶置器内，用余药清水煮沸，取汁冲泡。

【用法】　代茶频饮。

【功效】　防病保健。

3. 可用膏方方案[5]

（1）**养阴清热膏（吴银根膏方）**

【原料】　中药煎剂：南沙参 300 克，北沙参 300 克，麦冬 150 克，天冬 300 克，党参 300 克，黄芪 200 克，白术 100 克，牛膝 150 克，熟地 200 克，山茱萸 100 克，怀山药 150 克，黄精 300 克，何首乌 150 克，桑椹 300 克，女贞子 300 克，补骨脂 300 克，淫羊藿 300 克，菟丝子 300 克，蜈蚣 30 克，全蝎 30 克，黄荆子 300 克，紫菀 150 克，款冬花 150 克，法半夏 150 克，竹叶 150 克，石膏 300 克，知母 100 克，紫花地丁 300 克，蒲公英 300 克，黄芩 100 克，甘草 50 克，白参 100 克，蛤蚧 2 对。胶类药：阿胶 300 克，龟板胶 50 克。调味药：冰糖 500 克，饴糖 500 克，胎盘粉 60 克。

【用法】　温水兑服，1 次 1 匙（约 15 毫升/匙），第 1 周早饭前空腹服用 1 次，从第 2 周起，早饭前、晚睡前各服用 1 次。

【功效】　养阴清热，滋补肺肾。

4. 注意事项

饮食调养不能代替药物，如有不适请寻求专业医生帮助。

（三）情志起居[6]

（1）情志调摄

宜培养自己的耐性，可在安静的环境中练习书法、绘画等，尽量减少与人争执、动怒。宜欣赏曲调轻柔、舒缓的音乐。

（2）起居调摄

居住环境宜干燥、通风良好，避免居处潮热，可在室内用除湿器或空调改善湿热的环境。避免熬夜及在高温酷暑下工作，注意防晒，保持皮肤湿润，睡前不饮用咖啡、浓茶等，保持二便通畅，防止湿热积聚。

（四）运动保健

阴虚湿热状态的人群耐冬不耐夏，故运动时应避免在烈日或高温处锻炼，锻炼时要控制出汗量，及时补充水分。适合进行中小强度、间断的、动静相结合的锻炼形式，如八段锦、五禽戏、太极拳、易筋经、六字诀等健身气功或乒乓球等。可反复练习八段锦的"调理脾胃须单举""攒拳怒目增气力"和五禽戏的"熊戏"[27]。

注意事项

若出现呼吸困难、眩晕、乏力、面色发白、大汗淋漓不止、胸闷、心胸刺痛等不适症状时，请立即停止运动，并前往最近的医院就诊，或拨打 120 急救。

（五）针灸推拿[8]

常用穴位有三阴交、太溪、照海、合谷、八髎穴等。

（1）三阴交

【位置】　位于小腿内侧，内踝尖上 3 寸，胫骨内侧缘后方。左右各一穴。

【操作方法】　拇指或中指按揉，每次按揉 5 分钟，每天 2 次，左右交替按揉，按揉时应有酸胀、发热的感觉。因有催产作用，孕妇忌揉。

（2）太溪

【位置】　在足内侧，内踝后方，内踝尖与跟腱之间的中点凹陷处。左右各一穴。

【操作方法】　拇指或中指按揉，每次按揉 5 分钟，左右交替按揉，按揉时应有酸胀、发热的感觉。

（3）照海

【位置】 位于足内侧，内踝尖下方凹陷处。左右各一穴。

【操作方法】 拇指或中指按揉，每次按揉 10 分钟，每天 2 次，左右交替按揉，按揉时应有酸胀、发热的感觉。

（4）合谷

【位置】 在手背，第 1、2 掌骨间，第 2 掌骨桡侧中点处，即通常说的虎口处。

【操作方法】 拇指按揉，每次按揉 2～3 分钟，按揉时以有酸、麻、胀的感觉为宜。

（5）八髎穴

【位置】 位于骶椎，分上髎、次髎、中髎和下髎，左右共八个穴位，分别在第 1、2、3、4 骶后孔中，合称"八髎穴"。

【操作方法】 用拇指依次从上髎穴开始往下按揉，每次约 15 分钟，以有酸、麻、胀的感觉为度。

注意事项

在进行穴位疗法时，需要选择正规的医疗机构，严格遵守操作规范和注意事项，以免出现不必要的风险。

十一、阴虚血瘀状态

（一）状态特征

阴虚血瘀状态的人群常表现为形体偏瘦，面色及两目暗黑，两眼干涩，肌肤甲错，皮肤有瘀斑，口燥咽干，五心烦热，眼花心悸，头晕耳鸣，或午后低热，局部刺痛或妇女经血量少，颜色紫暗，夹有血块，失眠多梦，舌质暗红有斑点，脉细涩[11, 30]。

（二）饮食调养

阴虚血瘀状态的人群主要遵循低盐、低脂肪饮食，宜适当选用甘凉滋润、调畅气血的食物，如百合、新鲜莲藕、菊花茶、绿茶、玫瑰茶、鸭肉、冬瓜、芡实、黑芝麻、百合、杏仁、芦笋、山药等。少食温燥、辛辣、香浓的食物，忌烟酒。女性月经期间慎用活血类食物[24]。

1. 可用食疗方案[4]

（1）泽兰炖鳖

【原料】 泽兰 10～15 克，鳖 1 只，生姜 2～3 片。

【制作】 先用热水烫鳖，使其排尿，切开去肠脏；泽兰研末，纳入鳖腹内部（甲与肉同用），然后与生姜一起放进炖盅内，加入适量的冷开水，隔水炖约 2.5 小时，调入适量食盐和生抽，稍炖片刻便可。

【功效】 滋阴活血。

（2）川芎牛膝炖鱼头

【原料】 川芎 15 克，牛膝 10 克，鳙鱼头 1 个（约 200 克），生姜、葱、食盐、料酒各适量。

【制作】 将川芎洗净，切片；牛膝洗净；鱼头去鳃，洗净。将药物、鱼头放入铝锅中，加生姜、葱、食盐、料酒、水各适量。将铝锅置武火上烧沸，再用文火炖熟即成。食用时加味精少许。

【功效】 活血化瘀，兼补肝肾。

（3）地黄煎

【原料】 生地黄汁 500 克，藕汁 500 克，生姜汁 100 克，蜂蜜 200 克。

【制作】 上药混合，煎如稀饧。贮器中。

【用法】 空腹温酒服 1 匙。

【功效】 养阴补虚，活血。

2. 可用药茶方案[4]

白芍茶

【原料】 白芍 10 克、绿茶 3 克。

【制作】 用 300 毫升开水冲泡后饮用，冲饮至味淡。

【功效】 养血柔肝，缓中止痛，敛阴收汗。

3. 可用膏方方案[20]

（1）滋肾保肝膏

【原料】 中药煎剂：熟地黄 210 克，山萸肉 140 克，怀山药 210 克，丹皮 140 克，泽泻 140 克，茯苓 210 克，旱莲草 210 克，女贞子 210 克，枸杞子 210 克，菟丝子 210 克，香附 210 克，三棱 140 克，莪术 140 克，郁金 140 克，赤芍 210 克，石斛 100 克，黄精 210 克，玉竹 150 克，五味子 60 克，鸡血藤 210 克，陈皮 60 克，冬虫夏草（另煎冲入）6 克。胶类药：阿胶 250 克，鳖甲胶 250 克。调味药：冰糖 250 克。

【用法】 温水兑服，1 次 1 匙（约 15 毫升/匙），第 1 周早饭前空腹服用 1 次，从第 2 周起，早饭前、晚睡前各服用 1 次。

【功效】 滋肾养阴，柔肝活血。

（2）五味银叶红枣蜜

【原料】 五味子 250 克，银杏叶 500 克，红枣 250 克，蜂蜜 1000 克，冰糖或白糖 50 克。

【用法】 1 日 2 次，每次 2 匙。饭后，开水冲服，3 个月为 1 疗程。

【功效】 养五脏，助心血，缓肝气，通络脉，润燥软坚。

4. 注意事项

饮食调养不能代替药物，如有不适请寻求专业医生帮助。

（三）情志起居[6]

（1）情志调摄

宜培养自己的耐性，可在安静的环境中练习书法、绘画等，尽量减少与人争执、动怒。宜欣赏曲调轻柔、舒缓的音乐。

（2）起居调摄

居住环境宜安静，睡好"子午觉"。居住环境宜干燥，不宜潮湿，避免熬夜及在高温酷暑下工作，节制房事，勿吸烟。注意防晒，保持皮肤湿润。

（四）运动保健

阴虚血瘀状态的人群因为阴液不足而血行不畅，因此需要避免烈日下锻炼，锻炼时要控制出汗量，及时补充水分，运动时循序渐进、量力而行，可选择如八段锦、太极拳、五禽戏、易筋经、静气功、踏青、郊游、游泳、湖边慢跑等。若平日有便秘者，可配合做腹部按摩，有助于调节体质，帮助排便。可反复练习八段锦的"五劳七伤往后瞧""摇头摆尾去心火"和易筋经的"韦驮献杵"一、二、三势[35]。

注意事项

若出现呼吸困难、眩晕、乏力、面色发白、大汗淋漓不止、胸闷、心胸刺痛等不适症状时，请立即停止运动，并前往最近的医院就诊，或拨打120急救。

（五）针灸推拿[8]

常用穴位有三阴交、太溪、照海、膈俞、血海、膻中等。

（1）三阴交

【位置】　位于小腿内侧，内踝尖上3寸，胫骨内侧缘后方。左右各一穴。

【操作方法】　拇指或中指按揉，每次按揉5分钟，每天2次，左右交替按揉，按揉时应有酸胀、发热的感觉。因有催产作用，孕妇忌揉。

（2）太溪

【位置】　在足内侧，内踝后方，内踝尖与跟腱之间的中点凹陷处。左右各一穴。

【操作方法】　拇指或中指按揉，每次按揉5分钟，左右交替按揉，按揉时应有酸胀、发热的感觉。

（3）照海

【位置】　位于足内侧，内踝尖下方凹陷处。左右各一穴。

【操作方法】　拇指或中指按揉，每次按揉10分钟，每天2次，左右交替按揉，按揉时应有酸胀、发热的感觉。

（4）膈俞

【位置】　位于背部，第7胸椎棘突下，旁开1.5寸。左右各一穴。简便取穴：背过手，摸到肩胛骨和脊椎骨之间的凹陷，就是膈俞穴。

【操作方法】　拇指或中指按揉，每次按揉5分钟，每天2次，左右交替按揉，按

揉时以有酸、麻、胀的感觉为度。

（5）血海

【位置】 位于大腿内侧，屈膝，在髌骨底内侧缘上 2 寸，股四头肌内侧头的隆起处。

【操作方法】 拇指或中指按揉，每次按揉 5 分钟，每天 2 次，左右交替按揉，按揉时以有酸、麻、胀的感觉为度。

（6）膻中

【位置】 位于前正中线，两乳头连线的中点。

【操作方法】 拇指或中指的指腹按揉，每次 10 秒，6 次为 1 遍，每天 3～5 遍。按揉时以稍有疼痛感为宜，老年人动作要轻柔。

注意事项

在进行穴位疗法时，需要选择正规的医疗机构，严格遵守操作规范和注意事项，以免出现不必要的风险。

十二、血虚痰湿状态

（一）状态特征

血虚痰湿状态的人群常表现为形体瘦弱，面色苍白或萎黄，胸闷眩晕，心悸失眠，神疲乏力，手足发麻，或皮肤干燥粗糙，唇甲颜色淡白，毛发枯无光泽，容易疲倦犯困，大便正常或偏干，或黏腻不爽，女性伴有月经量少，色淡，甚至闭经等。舌色淡白，或有舌体胖大，舌苔白厚腻，脉滑或细濡缓或细无力[11, 24, 30]。

（二）饮食调养

血虚痰湿状态的人群在正常饮食的基础上，宜多食用益气补血、健脾助运之品，如动物肝脏、鸡鸭血、牛奶、蛋类、鱼类、豆制品、花生、莲藕、黑木耳、桂圆、冬瓜、白萝卜、薏苡仁、赤小豆、荷叶、生姜、荠菜、紫菜、海带、鲫鱼等。少吃辛辣、肥甘油腻、酸涩食品、寒凉之物。忌过饱[17]。

1. 可用食疗方案[4]

（1）砂仁肘子

【原料】 砂仁 10 克，红枣 20 克，猪肘子 1000 克，葱 20 克，姜 10 克，花椒 5 克，料酒 20 克，芝麻油 30 克。

【制作】 肘子镊尽残毛，刮洗干净，沥去水分，再用竹签将皮面扎满小眼，姜、葱择洗干净后切成姜片、葱段，花椒、食盐在锅内炒烫。倒出稍凉，趁热在肘子上搓揉，然后放在陶瓷容器内（忌用金属容器）腌 24 小时，砂仁研细末，红枣洗净待用。把腌好的肘子再刮洗一遍，沥去水分，在肉的内面撒上砂仁粉末和红枣，用净布包卷成筒形，再用绳捆紧，盛入容器内，放上姜片、葱节、料酒，用沸水旺火上笼蒸约 1.5 小时，取出稍凉，解去绳布，抹上香油即成。

【功效】 健胃补血，化湿醒脾。

（2）参芪鲤鱼

【原料】 活鲤鱼一条，党参、黄芪各 10 克，水发蘑菇、冬笋各 20 克，白糖 15 克，豆粉、熟猪油适量，料酒、葱段、姜片、味精、精盐各适量，植物油 1000 克（实耗 150 克）。

【制作】 鲤鱼宰杀去鳞、内脏，洗净，在鱼背划上十字花纹。党参、黄芪各切片。油锅烧热，下鱼炸成金黄色，捞出控去油。油锅中加入白糖烧热糖化，二次下鱼炸成红色，将炸好的鱼连同党参、黄芪一并下锅，加水适量，加入盐、葱、姜、料酒烧开，改用小火炖至汤浓鱼熟透时，将鱼捞出放盘中，锅内汤中倒入豆粉调的芡汁推匀，再淋上热油出锅浇到鱼上即成。

【功效】 益气健脾，养心补血，利湿消肿。

（3）菠菜鱼片汤

【原料】 鲤鱼肉 250 克，菠菜 100 克，熟火腿 25 克，熟猪油、调料各适量。

【制作】 鲤鱼肉切成 5 毫米厚的片，用黄酒、盐渍半小时；菠菜洗净，切碎；火腿切末。锅中加入猪油烧至五成热，爆香姜片、葱段，下鱼片略煎，加水烧沸，小火焖煮半小时，投入菠菜，调入精盐，撒上火腿末、味精，煮沸。

【功效】 利水消肿，养血通乳。

2. 可用膏方方案[25]

芝麻蜜膏

【原料】 黑芝麻 100 克，蜂蜜 150 克，玉米粉 250 克，面粉 500 克，鸡蛋 2 个，干发酵粉 25 克。

【用法】 每日以开水冲服 1 汤匙，1 次服下。

【功效】 和胃消食，益肾养血。

3. 注意事项

饮食调养不能代替药物，如有不适请寻求专业医生帮助。

（三）情志起居

（1）情志调摄

宜多交流、多参加社会活动，培养广泛的兴趣爱好；劳逸结合，怡养情志，振奋精神。欣赏欢快、活泼、振奋的音乐，保持良好的心理状态[10]。

（2）起居调摄

居住环境宜干燥，不宜潮湿，要注意多晒太阳，有利于祛散湿气。生活要规律，要避免劳累，不可劳心过度，要做到劳逸结合。养成良好的起居节律，按时睡眠，多运动；晚上睡觉枕头不宜过高，防止打鼾加重；穿衣面料以棉、麻、丝等透气散湿的天然纤维为佳[6]。

（四）运动保健

血虚痰湿状态的人群宜选择活动量小的运动方式，如站桩功、各种球类运动、慢跑、骑自行车、易筋经、八段锦、五禽戏、瑜伽、游泳等，以强壮身体，补充血气，要以"不感劳累"为原则。可反复练习八段锦的"调理脾胃须单举""背后七颠百病消"和五禽戏的"熊戏""猿戏"[27]。

注意事项

若出现呼吸困难、眩晕、乏力、面色发白、大汗淋漓不止、胸闷、心胸刺痛等不适症状时，请立即停止运动，并前往最近的医院就诊，或拨打120急救。

（五）针灸推拿[8]

常用穴位有足三里、气海、血海、丰隆、天枢等。

（1）足三里

【位置】　在小腿外侧，外膝眼下3寸，胫骨前1横指处，左右各一穴。简便取穴：把手掌按在同侧膝盖上，手心正对膝盖骨，四指略分开，无名指指尖下便是足三里穴。

【操作方法】　食指尖点压按摩，或拇指或中指按压轻揉，以局部酸胀为度。

（2）气海

【位置】　在前正中线，脐下1.5寸。

【操作方法】　以右掌心紧贴气海，顺时针方向按摩100～200次，再换以左掌心逆时针方向按摩100～200次，以按摩至有热感为度。

（3）血海

【位置】　位于大腿内侧，屈膝，在髌骨底内侧缘上2寸，股四头肌内侧头的隆起处。

【操作方法】　拇指或中指按揉，每次按揉5分钟，每天2次，左右交替按揉，按揉时以有酸、麻、胀的感觉为度。

（4）丰隆

【位置】　位于小腿前外侧，外踝尖上8寸，距胫骨前缘两横指。左右各一穴。

【操作方法】　拇指或中指按揉，每次按揉5分钟，每天2次，左右交替按揉，按揉时以有酸、麻、胀的感觉为度。

（5）天枢

【位置】　位于腹部，在肚脐两侧2寸处。左右各一穴。

【操作方法】　双手交叉重叠置于天枢上，稍用力，快速、小幅度地上下推动，以局部酸胀为度。

注意事项

在进行穴位疗法时，需要选择正规的医疗机构，严格遵守操作规范和注意事项，以免出现不必要的风险。

十三、血虚湿热状态

（一）状态特征

血虚湿热状态的人群常表现为形体适中或偏胖，面色偏黄，神疲肢倦，口苦口黏，胸脘烦闷，纳少，大便或结或黏滞不爽，小便黄，妇女胎动下坠或妊娠下血，舌尖微红或苔薄黄，脉细滑[11, 32]。

（二）饮食调养

血虚湿热状态的人群在正常饮食的基础上，宜多食用益气补血、清利化湿之品，如菠菜、胡萝卜、枸杞苗、荠菜、黑木耳、黄豆、黑豆、蘑菇、毛豆、乌鸡、动物肝脏、禽蛋、黄鳝、黑鲤鱼等。忌性热、生湿、肥甘厚腻的食物，尤其不可多饮高糖饮料、嗜烟好酒[17]。

1. 可用食疗方案[4]

（1）苋菜蒸米粉肉

【原料】 连皮五花猪肉 500 克，大米 70 克，白薯 200 克，苋菜 200 克，红糖 60 克，食盐 15 克，姜末 10 克，花椒（去目）数粒，糟汁 10 克，四川豆瓣酱 10 克，甜面酱 20 克。

【制作】 将肉刮洗干净，切 6 厘米长薄片。白薯去皮切滚刀块。大米和花椒入干锅，微火炒香，炒至金黄色起锅，磨成粗粒粉面。苋菜洗净切 3 厘米长的节，备用。切好的猪肉，放入瓷盆中，加盐 7 克，姜末、糟汁、白糖 50 克、豆瓣酱、甜面酱 10 克、红糖（化成糖水），以上各味与肉拌匀，腌片刻。再放米粉入内拌匀，备用。苋菜和白薯分别加米粉、盐及甜面酱拌匀。将和好的苋菜和白薯，分别放入大瓷器内，各放一边，上面放拌好的米粉肉。锅内加水适量，将盛米粉肉的容器放笼屉内蒸软，即可出锅。

【功效】 益气生津，补中和血，健脾开胃。

（2）苋菜黄鱼羹

【原料】 黄花鱼（约 300 克）1 条，苋菜 60 克，葱粒、姜米少许，上汤 3 杯，生粉 2 茶匙。胡椒粉、酒少许，盐适量。

【制作】 黄花鱼去鳞剖好，以胡椒粉略腌，隔水蒸熟后，去骨拆肉备用。苋菜洗净，略切。烧热锅，下油爆香姜米，下黄花鱼肉略爆，加入苋菜炒一下，再加入上汤，酒及葱末，待再滚起，以生粉及适量清水埋芡，便可上桌。

【功效】 补血清湿热。

（3）中山四物汤

【原料】 干黄花菜、黑木耳、黄豆芽、豆腐、调料各适量。

【制作】 四味治净后，加水共煮汤，加盐、素油、味精调味。

【用法】 佐餐服用。

【功效】 补血，健脾，清热。

2. 可用药茶方案[4]

红枣鸡蛋糖水

【原料】 鸡蛋 2 个，红枣 60 克。

【制作】 红枣去核入锅，加水 600 毫升，煮沸 1 小时，将鸡蛋打入，勿搅拌，片刻加红糖或冰糖。

【功效】 补血润肤，益容驻颜。

3. 可用膏方方案[4,5]

（1）利湿排石膏

【原料】 中药煎剂：鹿角霜 150 克，金钱草 300 克，海金沙 300 克，女贞子 150 克，旱莲草 150 克，杜仲 150 克，桑寄生 120 克，滑石 120 克，淫羊藿 150 克，巴戟天 150 克，续断 120 克，狗脊 120 克，鸡内金 150 克，当归 120 克，赤芍 120 克，白芍 120 克，王不留行 200 克，威灵仙 200 克，川牛膝 200 克，瞿麦 150 克，石韦 150 克，冬葵子 150 克。胶类药：鹿角胶 150 克。调味药：人参粉 50 克，核桃粉 300 克，冰糖 500 克。

【用法】 温水兑服，1 次 1 匙（约 15 毫升/匙），第 1 周早饭前空腹服用 1 次，从第 2 周起，早饭前、晚睡前各服用 1 次。

【功效】 补肾活血，清热利湿。

（2）五味首乌蜜

【原料】 北五味子 250 克，制首乌 250 克，蜂蜜 500 克。

【用法】 温水兑服，1 次 1 匙（约 15 毫升/匙）。

【功效】 补脑补血，强壮神经，益肝肾，乌须发，利血脉[4]。

4. 注意事项

饮食调养不能代替药物，如有不适请寻求专业医生帮助。

（三）情志起居

（1）情志调摄

宜稳定情绪，尽量避免烦恼，保持稳定的心态，可选择不同形式的兴趣爱好。劳逸结合，怡养情志，振奋精神。宜欣赏悠扬的乐曲[10]。

（2）起居调摄

居室宜干燥、通风良好，避免居处潮热，可在室内用除湿器或空调改善湿、热的环境；避免熬夜及在高温酷暑下工作，注意防晒，睡前不饮用咖啡、浓茶等，保持二便通畅，防止湿热积聚。选择款式宽松，透气性好的天然棉、麻、丝质服装，尤其避免穿紧身的内衣；必须力戒烟酒[6]。

（四）运动保健

血虚湿热状态的人群锻炼时宜循序渐进，根据自身情况，逐渐加运动量，可以选择如各种球类运动、慢跑、骑自行车、站桩功、易筋经、八段锦、五禽戏、瑜伽、游泳等。可反复练习八段锦的"调理脾胃须单举""攒拳怒目增气力"和五禽戏的"熊戏"[27]。

注意事项

若出现呼吸困难、眩晕、乏力、面色发白、大汗淋漓不止、胸闷、心胸刺痛等不适症状时，请立即停止运动，并前往最近的医院就诊，或拨打 120 急救。

（五）针灸推拿[8]

常用穴位有足三里、气海、血海、合谷、八髎穴等。

（1）足三里

【位置】 在小腿外侧，外膝眼下 3 寸，胫骨前 1 横指处，左右各一穴。简便取穴：把手掌按在同侧膝盖上，手心正对膝盖骨，四指略分开，无名指指尖下便是足三里穴。

【操作方法】 食指尖点压按摩，或拇指或中指按压轻揉，以局部酸胀为度。

（2）气海

【位置】 在前正中线，脐下 1.5 寸。

【操作方法】 以右掌心紧贴气海，顺时针方向按摩 100～200 次，再换以左掌心逆时针方向按摩 100～200 次，以按摩至有热感为度。

（3）血海

【位置】 位于大腿内侧，屈膝，在髌骨底内侧缘上 2 寸，股四头肌内侧头的隆起处。

【操作方法】 拇指或中指按揉，每次按揉 5 分钟，每天 2 次，左右交替按揉，按揉时以有酸、麻、胀的感觉为度。

（4）合谷

【位置】 在手背，第 1、2 掌骨间，第 2 掌骨桡侧中点处，即通常说的虎口处。

【操作方法】 拇指按揉，每次按揉 2～3 分钟，按揉时以有酸、麻、胀的感觉为宜。

（5）八髎穴

【位置】 位于骶椎，分上髎、次髎、中髎和下髎，左右共八个穴位，分别在第 1、2、3、4 骶后孔中，合称"八髎穴"。

【操作方法】 用拇指从上髎穴开始往下按揉至下髎穴，每次约 15 分钟，以有酸、麻、胀的感觉为度。

注意事项

在进行穴位疗法时，需要选择正规的医疗机构，严格遵守操作规范和注意事项，以免出现不必要的风险。

十四、血虚血瘀状态

（一）状态特征

血虚血瘀状态的人群常表现为形体偏瘦，面色苍白无华或萎黄，精神不振，口唇淡白，不耐劳作，肌肤斑疹青紫淡红，头晕心慌，易失眠，妇女易月经不调，月经色暗量少，痛经等。舌质淡红，舌下络脉紫暗，脉细[11, 30]。

（二）饮食调养

血虚血瘀状态的人群在正常饮食的基础上，宜多食用动物肝脏、鸡、蛋黄、鹌鹑、桑椹、胡萝卜、猪肉、各种鱼类、黑木耳、桂圆，以及各种深绿色蔬菜和红色蔬菜。少吃寒凉、辛辣的食物，同时注意控制脂肪的摄入。女性月经期间慎用活血类食物[24]。

1. 可用食疗方案[4]

（1）养生酒

【原料】　当归身（酒洗）、甘菊花各 30 克，桂圆肉 240 克，枸杞子 120 克，白酒浆 3500 毫升，滴烧酒 1500 毫升。

【制作】　上述四药（当归切片）盛于绢袋（或纱布袋）内，扎紧口，悬于酒坛中，再灌入白酒和滴烧酒，黄泥封固坛口，窖藏，1 个月后即可饮用。

【功效】　补血益精，宁心安神。

（2）归芪补血乌鸡汤

【原料】　当归、黄芪各 25 克，乌鸡 1 只，盐少许。

【制作】　将乌鸡洗净剁块，放入沸水汆烫、捞起。乌鸡块和当归、黄芪一起入锅，加 800 毫升水，以大火煮开，再转小火续炖 25 分钟。加盐调味即成。

【功效】　补血活血。

（3）三七炖鸡蛋

【原料】　生三七 3 克，丹参 10 克，鸡蛋 2 个。

【制作】　加水同煮，蛋熟后去壳再煮至药性尽出。

【用法】　1 日 1 剂，服蛋饮汤。

【功效】　活血行滞。

2. 可用药茶方案[4]

黑豆红花饮

【原料】　黑豆 30 克，红花 6 克，红糖 30 克。

【制作】　黑豆洗净，与红花同煮至豆熟烂。去渣留汁，加红糖搅匀。

【用法】　每次温服 1 杯，1 日 2 次。

【功效】　活血通经。

3. 可用膏方方案[24]

（1）生化蜜膏

【原料】　当归、益母草各 30 克，川芎、桃仁、甘草、丹皮各 10 克，炮姜 5 克，白蜜 50 毫升。

【用法】　前 7 味加水 500 毫升，煮取 300 毫升，去渣，加白蜜收膏。每次服 30 毫升，1 日 3 次。

【功效】　活血化瘀，温经止痛。

（2）化瘀祛斑膏

【原料】　中药煎剂：当归 100 克，赤芍 100 克，生地 100 克，川芎 100 克，制首乌 150 克，枸杞子 100 克，菟丝子 100 克，白芷 30 克，茯苓 150 克，炒白术 120 克，僵蚕 100 克，制香附 150 克，桃仁 100 克，红花 30 克。胶类药：龟板胶 100 克，阿胶 100 克。调味药：生姜汁 100 毫升，蜂蜜 100 克，红糖 100 克。

药物加减方法：睡眠欠佳者，加百合 200 克，夜交藤 200 克；食纳欠者加生山楂 100 克，炒麦芽 200 克；便秘者，加火麻仁 120 克，肉苁蓉 100 克。

【用法】 温水兑服，1 次 1 匙（约 15 毫升/匙），第 1 周早饭前空腹服用 1 次，从第 2 周起早饭前、晚睡前各服用 1 次。

【功效】 养血活血，祛瘀消斑。

4. 注意事项

饮食调养不能代替药物，如有不适请寻求专业医生帮助。

（三）情志起居

（1）情志调摄

听音乐，欣赏戏剧，观赏幽默的相声或哑剧，使心情放松。劳逸结合，怡养情志，振奋精神[10]。

（2）起居调摄

居住环境温暖舒适，多晒太阳。生活要规律，要避免劳累，不可劳心过度。适当参加运动锻炼。穿衣面料以棉、麻、丝等天然纤维为佳，尽量保持宽松舒适[6]。

（四）运动保健

血虚血瘀状态的人群可适当参加体育运动，但宜选择活动量小的运动方式，如八段锦、五禽戏、太极拳、散步、慢跑、静坐等，以强壮身体，补充血气，要以"不感劳累"为原则。可反复练习太极站桩功的"抱头推山站桩功"和八段锦的"双手托天理三焦""调理脾胃须单举"[7, 27]。

注意事项

若出现呼吸困难、眩晕、乏力、面色发白、大汗淋漓不止、胸闷、心胸刺痛等不适症状时，请立即停止运动，并前往最近的医院就诊，或拨打 120 急救。

（五）针灸推拿[8]

常用穴位有足三里、气海、血海、膈俞、膻中等。

（1）足三里

【位置】 在小腿外侧，外膝眼下 3 寸，胫骨前 1 横指处，左右各一穴。简便取穴：把手掌按在同侧膝盖上，手心正对膝盖骨，四指略分开，无名指指尖下便是足三里穴。

【操作方法】 食指尖点压按摩，或拇指或中指按压轻揉，以局部酸胀为度。

（2）气海

【位置】 在前正中线，脐下 1.5 寸。

【操作方法】 以右掌心紧贴气海，顺时针方向按摩 100～200 次，再换以左掌心逆时针方向按摩 100~200 次，以按摩至有热感为度。

（3）血海

【位置】 位于大腿内侧，屈膝，在髌骨底内侧缘上 2 寸，股四头肌内侧头的隆起处。

【操作方法】 拇指或中指按揉，每次按揉 5 分钟，每天 2 次，左右交替按揉，按揉时以有酸、麻、胀的感觉为度。

（4）膈俞

【位置】 位于背部，第 7 胸椎棘突下，旁开 1.5 寸。左右各一穴。简便取穴：背过手，摸到肩胛骨和脊椎骨之间的凹陷，就是膈俞穴。

【操作方法】 拇指或中指按揉，每次按揉 5 分钟，每天 2 次，左右交替按揉，按揉时以有酸、麻、胀的感觉为度。

（5）膻中

【位置】 位于前正中线，两乳头连线的中点。

【操作方法】 拇指或中指的指腹按揉，每次 10 秒，6 次为 1 遍，每天 3~5 遍。按揉时以稍有疼痛感为宜，老年人动作要轻柔。

注意事项

在进行穴位疗法时，需要选择正规的医疗机构，严格遵守操作规范和注意事项，以免出现不必要的风险。

十五、痰湿血瘀状态

（一）状态特征

痰湿血瘀状态的人群常表现为形体肥胖，肢体麻木、痿废，胸闷脘痞，眩晕困倦，或见呕恶痰多，或痰中带紫暗血块，经少或闭经，或见量多，带下量多色白质黏。舌紫暗或有斑点，苔腻，脉弦涩或脉滑涩[11, 30]。

（二）饮食调养

痰湿血瘀状态的人群在低盐低脂饮食的基础上，宜多食健脾祛湿、调畅气血的食物，如冬瓜、白萝卜、薏苡仁、赤小豆、荷叶、山楂、生姜、佛手、玫瑰花等。少食肥甘油腻、酸涩食品、寒凉之物，忌过饱。女性月经期间慎用活血类食物[31]。

1. 可用食疗方案[4]

（1）山楂海带丝

【原料】 水发海带 300 克，鲜山楂 100 克，白砂糖 30 克，葱、生姜、料酒各适量。

【制作】 将海带洗净，放锅中，加葱、姜、料酒、清水，先用旺火烧开，再用小火炖烂，捞出，切成细丝；山楂去核，也切成丝。将海带丝加白糖拌匀，装入盘内，撒上山楂丝，再撒上一层白糖。

【功效】 消食健胃，活血化瘀，消痰软坚。

（2）生地黑豆粥

【原料】 炙生地 15 克，黑豆 30 克，粳米 100 克。

【制作】 炙生地切成细碎末，与黑豆、粳米加水熬制成粥，加适量蜂蜜调味。

【功效】 活血利水，养阴生津。

（3）黄土封煨七星鱼

【原料】 七星鱼 1 条（1000 克），大蒜 250 克，黄酒、米醋适量。

【制作】 鱼去内脏，留肝，洗净；大蒜去皮放入鱼腹和口腔内，淋入黄酒、米醋各 1 匙，用线缝好鱼腹，扎紧鱼头，用三层湿纸糊住全鱼；黄泥拌匀将鱼全部糊封，泥厚约 0.5 厘米，埋入柴草灰中煨 2～3 小时，待鱼熟取出，去掉泥纸，晾凉。

【用法】 分 4 次，于饭前 1 小时食用，2 日服完。

【功效】 补脾益肝，除湿利水，消肿祛瘀，清热解毒。

2. 可用药茶方案[4]

（1）三花橘皮茶

【原料】 玫瑰花、茉莉花、玳玳花、荷叶各 60 克，橘皮 10 克。

【制作】 上述诸品共研为细末，每次 10 克，开水冲泡 15 分钟即成。

【功效】 理气开郁，化痰利湿。

（2）羊乳饮

【原料】 羊奶 250 克，竹沥水 15 克，蜂蜜 20 克，韭菜汁 10 克。

【制作】 羊奶煮沸后，加竹沥水、蜂蜜、韭菜汁后，再煮沸。

【功效】 豁痰涎，化瘀血。

3. 可用膏方方案[4]

二术膏

【原料】 白术、苍术、茯苓各 250 克，生姜 150 克，大枣 100 枚。

【制作】 前 3 味洗净，烘干，研细过筛；大枣去核与生姜同煮熟，去姜渣压成姜枣泥。用姜枣泥调合药粉为膏。

【用法】 早晚各 30 克，米酒送服。

【功效】 除湿祛痰，活血通经。

4. 注意事项

饮食调养不能代替药物，如有不适请寻求专业医生帮助。

（三）情志起居[6]

（1）情志调摄

遇事宜沉稳，努力克服浮躁情绪，宜多交流、多参加社会活动，培养广泛的兴趣爱好。宜欣赏欢快、活泼、振奋的音乐，保持良好的心理状态。

（2）起居调摄

居住环境宜干燥温暖舒适，不宜潮湿、阴暗、寒冷，要注意多晒太阳，以利于祛散湿气、振奋阳气，进行户外运动，避免久坐，如长时间打麻将、看电视等。养成良好的起居节律，按时睡眠，多运动。穿衣面料以棉、麻、丝等透气散湿的天然纤维为佳，尽量保持宽松。

（四）运动保健

痰湿血瘀状态的人群宜以循序渐进的原则，坚持长期规律的有氧运动促进气血循环，如各种球类运动、慢跑、骑自行车、站桩功、易筋经、八段锦、太极拳、太极剑、五禽戏、瑜伽、健身操、舞蹈、登山、游泳等。每周至少 5 次，每次持续 30 分钟。可反复练习太极站桩功的"斜形站桩功""抱头推山站桩功"、八段锦的"调理脾胃须单举""攒拳怒目增气力"、五禽戏的"鹿戏""熊戏""猿戏"[7, 27]。

注意事项

若出现呼吸困难、眩晕、乏力、面色发白、大汗淋漓不止、胸闷、心胸刺痛等不适症状时，请立即停止运动，并前往最近的医院就诊，或拨打 120 急救。

（五）针灸推拿[8]

常用穴位有丰隆、天枢、膈俞、血海、膻中等。

（1）丰隆

【位置】　位于小腿前外侧，外踝尖上 8 寸，距胫骨前缘两横指。左右各一穴。

【操作方法】　拇指或中指按揉，每次按揉 5 分钟，每天 2 次，左右交替按揉，按揉时以有酸、麻、胀的感觉为度。

（2）天枢

【位置】　位于腹部，在肚脐两侧 2 寸处。左右各一穴。

【操作方法】　双手交叉重叠置于天枢上，稍用力，快速、小幅度地上下推动，以局部酸胀为度。

（3）膈俞

【位置】　位于背部，第 7 胸椎棘突下，旁开 1.5 寸。左右各一穴。简便取穴：背过手，摸到肩胛骨和脊椎骨之间的凹陷，就是膈俞穴。

【操作方法】　拇指或中指按揉，每次按揉 5 分钟，每天 2 次，左右交替按揉，按揉时以有酸、麻、胀的感觉为度。

（4）血海

【位置】　位于大腿内侧，屈膝，在髌骨底内侧缘上 2 寸，股四头肌内侧头的隆起处。

【操作方法】　拇指或中指按揉，每次按揉 5 分钟，每天 2 次，左右交替按揉，按揉时以有酸、麻、胀的感觉为度。

（5）膻中

【位置】　位于前正中线，两乳头连线的中点。

【操作方法】　拇指或中指的指腹按揉，每次 10 秒，6 次为 1 遍，每天 3～5 遍。

按揉时以稍有疼痛感为宜，老年人动作要轻柔。

注意事项

在进行穴位疗法时，需要选择正规的医疗机构，严格遵守操作规范和注意事项，以免出现不必要的风险。

十六、湿热血瘀状态

（一）状态特征

湿热血瘀状态的人群常表现为形体偏瘦，面色偏黄或晦暗，身热口渴，头身肢体沉重刺痛，胁下痞块，急躁易怒，食欲不振，夜眠不佳，便溏不爽，小便不利，男性阴囊潮湿，女性带下增多，痛经等，舌质暗红，苔黄而腻，脉滑数或涩[11, 30, 31]。

（二）饮食调养

湿热血瘀状态的人群在低盐低脂饮食的基础上，宜多食用具有调畅气血作用的食物，如木耳、蘑菇、茄子、大蒜、山楂、醋、木瓜、薏苡仁、赤小豆、马齿苋、藕、玫瑰花、茉莉花等。少食收涩、冰冻之物，以及高脂肪、高胆固醇、油腻食物。女性月经期间慎用活血类食物[17]。

1. 可用食疗方案[4]

（1）蟹肉粥

【原料】 新鲜螃蟹 2 只、粳米 100 克，糯米 15 克，菊花数朵、生姜数片。

【制作】 取新鲜螃蟹 2 只，煮熟后取蟹肉和蟹黄待用；菊花用开水泡开，取花瓣待用；粳米、糯米淘净，加水适量煮粥，放入蟹肉，并配以适量的姜末、米醋、精盐等，撒菊花瓣，用文火煮半小时即可。

【功效】 清热活血，壮筋骨、利关节。

（2）马鞭草蒸猪肝

【原料】 鲜马鞭草 60 克，新鲜猪肝 100 克。

【制作】 马鞭草洗净、切碎；猪肝切片。同置于盘中，隔水蒸熟。

【用法】 1 日 1 剂。

【功效】 清热解毒，活血化瘀。

2. 可用药茶方案[4]

荷叶减肥茶

【原料】 荷叶 60 克，生山楂、生薏苡仁各 10 克，橘皮 5 克。

【制作】 将诸药洗净晒干，研为细末，混合均匀；将药末放入水瓶中，冲入沸水，加塞，浸泡约 30 分钟即可。

【功效】 清热利湿，降脂活血。

3. 可用膏方方案[20]

牛膝薏米膏

【原料】 怀牛膝 20 克，薏苡仁 100 克，白糖适量。

【用法】 每日清晨或早、晚分服。

【功效】 清湿热，散瘀血。

4. 注意事项

饮食调养不能代替药物，如有不适请寻求专业医生帮助。

（三）情志起居[6]

（1）情志调摄

情绪宜沉稳，尽量避免烦恼，心情舒畅，可选择不同形式的兴趣爱好。宜欣赏曲调悠扬的乐曲。

（2）起居调摄

居室宜干燥、通风、舒适，避免居处潮热、阴暗、寒冷的环境。选择款式宽松透气的天然棉、麻、丝质服装。注意个人卫生，预防皮肤病变。保持充足而有规律的睡眠，保持大便通畅。

（四）运动保健

湿热血瘀状态的人群适合进行太极拳、六字诀、易筋经、八段锦、步行健身法、游泳等运动。每周 3～5 次，每次持续 30 分钟以上。可反复练习八段锦的"调理脾胃须单举""攒拳怒目增气力"和五禽戏的"熊戏"[27]。

注意事项

若出现呼吸困难、眩晕、乏力、面色发白、大汗淋漓不止、胸闷、心胸刺痛等不适症状时，请立即停止运动，并前往最近的医院就诊，或拨打 120 急救。

（五）针灸推拿[8]

常用穴位有合谷、八髎穴、膈俞、血海、膻中等。

（1）合谷

【位置】 在手背，第 1、2 掌骨间，第 2 掌骨桡侧中点处，即通常说的虎口处。

【操作方法】 拇指按揉，每次按揉 2～3 分钟，按揉时以有酸、麻、胀的感觉为度。

（2）八髎穴

【位置】 位于骶椎，分上髎、次髎、中髎和下髎，左右共八个穴位，分别在第 1、2、3、4 骶后孔中，合称"八髎穴"。

【操作方法】 用拇指依次从上髎穴开始往下按揉，每次约 15 分钟，以有酸、麻、胀的感觉为度。

（3）膈俞

【位置】 位于背部，第 7 胸椎棘突下，旁开 1.5 寸。左右各一穴。简便取穴：背过手，摸到肩胛骨和脊椎骨之间的凹陷，就是膈俞穴。

【操作方法】 拇指或中指按揉，每次按揉 5 分钟，每天 2 次，左右交替按揉，按揉时以有酸、麻、胀的感觉为度。

（4）血海

【位置】 位于大腿内侧，屈膝，在髌骨底内侧缘上 2 寸，股四头肌内侧头的隆起处。

【操作方法】 拇指或中指按揉，每次按揉 5 分钟，每天 2 次，左右交替按揉，按揉时以有酸、麻、胀的感觉为度。

（5）膻中

【位置】 位于前正中线，两乳头连线的中点。

【操作方法】 拇指或中指的指腹按揉，每次 10 秒，6 次为 1 遍，每天 3～5 遍。按揉时以稍有疼痛感为宜，老年人动作要轻柔。

注意事项

在进行穴位疗法时，需要选择正规的医疗机构，严格遵守操作规范和注意事项，以免出现不必要的风险。

十七、气滞痰湿状态

（一）状态特征

气滞痰湿状态的人群常表现为形体肥胖，神情抑郁，烦闷不乐，无精打采，或身体困重，四肢乏力，胸口憋闷，咳痰色稀白而多，或脘腹痞满，纳呆食少，夜眠不佳，大便溏薄，小便短少，易出现痤疮、咳嗽咳痰、胸闷气喘等病症，舌淡红，苔白腻，脉弦滑[8, 11, 30]。

（二）饮食调养

气滞痰湿状态的人群在低盐低脂饮食的基础上，宜多食冬瓜、白萝卜、薏苡仁、赤小豆、荷叶、山楂、生姜、橘子、柚子、金桔、玫瑰花等。少食收涩、寒凉、冰冻之物，以及高脂肪、高胆固醇、油腻食物。女性月经期间慎用活血类食物。忌生闷气[23]。

1. 可用食疗方案[5]

（1）橘皮粥

【原料】 橘皮 50 克，粳米 100 克。橘皮研细末备用。

【制作】 橘皮研细末备用。粳米淘洗干净，放入锅内，加清水。煮至粥将成时加入橘皮，再煮 10 分钟即成。

【功效】 理气运脾燥湿。

（2）柚子炖鸡

【原料】 柚子 1 个，雄鸡 1 只，生姜、葱、食盐、味精、料酒等适量。

【制作】 雄鸡去皮毛、内脏，洗净。柚子去皮，留肉，将柚肉装入鸡腹内，放入砂锅中，加入葱、姜、料酒、食盐、水适量。将盛鸡的砂锅置于有水的锅内，隔水炖熟，即可食用。

【功效】 行气燥湿。

（3）香橼醴

【原料】 鲜香橼 100 克，蜂蜜 50 克，60 度白酒 200 毫升。

【制作】 将香橼洗净切碎，置锅内，加水 200 毫升，煮烂后加蜂蜜、白酒，沸后停火，同入细口瓶中，密闭贮存，1 月后饮用。

【用法】 每次服 10 毫升，1 日 2 次。

【功效】 理气消痰，补中润燥。

2. 可用药茶方案

甜橘汁

【原料】 橘子 3 个，白糖 25 克。

【制作】 将橘皮顶刀切成 2 厘米厚的大圆片，摆于盘内；橘皮切细丝，入沸水内略烫，放入焖罐内，加入白糖，清水适量。将罐置于旺火上，烧开后离火，去橘皮丝，待汁液晾凉，浇在橘片上。

【功效】 理气健脾，燥湿化痰。

3. 可用膏方方案[5]

（1）平胃化湿膏

【原料】 中药煎剂：苍术 100 克，陈皮 100 克，厚朴 100 克，枳实 100 克，干姜 60 克，党参 120 克，生麦芽 100 克，藿香 100 克，茯苓 150 克，生白术 150 克，炒薏苡仁 150 克，泽泻 150 克，荷叶 60 克，砂仁（后下）50 克。胶类药：鹿角胶 100 克，阿胶 100 克。调味药：生姜汁 200 毫升，冰糖 100 克。

药物加减方法：睡眠欠佳者，加炙远志 60 克，夜交藤 200 克；食纳欠馨者，加生山楂 150 克，炒麦芽 200 克；便秘者，加生白术至 300 克，莱菔子 150 克；嗳气者，加刀豆壳 100 克，八月札 100 克；反酸者，加黄连 50 克，吴茱萸 30 克。

【用法】 温水兑服，1 次 1 匙（约 15 毫升/匙），第 1 周早饭前空腹服用 1 次，从第 2 周起，早饭前、晚睡前各服用 1 次。

【功效】 化痰除湿，理气和胃。

（2）解郁双花膏

【原料】 柴胡、枳壳、玫瑰花各 120 克，清半夏、生香附、郁金、川芎、炒栀子各 90 克，青皮、陈皮、鹿角胶、鳖甲胶各 60 克，羚羊角粉（代）2 克，茯苓 150 克，合欢花、荆花蜜各 100 克。

【用法】 温水兑服，1 次 2 匙（1 匙约 10 毫升），最初 2 周早、晚饭后各 1 次，第 3～4 周内，于午饭后服用 1 次，之后隔日午饭后服用 1 次，连续服用 4～6 周。

【功效】 疏肝解郁，理气和中。

4. 注意事项

饮食调养不能代替药物，如有不适请寻求专业医生帮助。

（三）情志起居[6]

（1）情志调摄

遇事宜沉稳，努力克服浮躁情绪。宜欣赏流畅抒情的音乐。

（2）起居调摄

居室宜温暖舒适，不宜在阴暗、寒冷的环境中长期工作和生活。宜在阳光充足的时候进行户外活动，避免久坐，如长时间打麻将、看电视等。衣着宜宽松，注意保暖，保持大便通畅。

（四）运动保健

气滞痰湿状态的人群应根据自身情况多参加群体体育运动项目，循序渐进，坚持长期规律的有氧运动，如站桩功、保健功、长寿功、各种球类运动、慢跑、武术、八段锦、五禽戏、各种球类运动、慢跑、游泳、舞蹈、登山等。每周 3～5 次，每次持续 30～60 分钟。也可在情志不舒时主动参与唱歌、钓鱼等适宜的娱乐活动，分散注意力。可反复练习八段锦的"调理脾胃须单举""攒拳怒目增气力"和五禽戏的"鹿戏""熊戏"[27]。

注意事项

若出现呼吸困难、眩晕、乏力、面色发白、大汗淋漓不止、胸闷、心胸刺痛等不适症状时，请立即停止运动，并前往最近的医院就诊，或拨打 120 急救。

（五）针灸推拿[8]

常用穴位有气海、悬钟、膻中、丰隆、天枢等。

（1）气海

【位置】 在前正中线，脐下 1.5 寸。

【操作方法】 以右掌心紧贴气海，顺时针方向按摩 100～200 次，再换以左掌心逆时针方向按摩 100～200 次，以按摩至有热感为度。

（2）悬钟

【位置】 位于小腿外侧，外踝尖上 3 寸，腓骨前缘。左右各一穴。

【操作方法】 食指尖点压按摩，或拇指或中指按压轻揉，以局部酸胀为度。

（3）膻中

【位置】 位于前正中线，两乳头连线的中点。

【操作方法】 拇指或中指的指腹按揉，每次 10 秒，6 次为 1 遍，每天 3～5 遍。按揉时以稍有疼痛感为宜，老年人动作要轻柔。

（4）丰隆

【位置】 位于小腿前外侧，外踝尖上 8 寸，距胫骨前缘两横指。左右各一穴。

【操作方法】　拇指或中指按揉，每次按揉 5 分钟，每天 2 次，左右交替按揉，按揉时以有酸、麻、胀的感觉为度。

（5）天枢

【位置】　位于腹部，在肚脐两侧 2 寸处。左右各一穴。

【操作方法】　双手交叉重叠置于天枢上，稍用力，快速、小幅度地上下推动，以局部酸胀为度。

注意事项

在进行穴位疗法时，需要选择正规的医疗机构，严格遵守操作规范和注意事项，以免出现不必要的风险。

十八、气滞湿热状态

（一）状态特征

气滞湿热状态的人群常表现为形体偏瘦，神情急躁，烦闷易怒，情绪不稳定，身体沉重，口苦口黏，胸闷脘痞，嗳气呃逆，消化不良，食欲不振，夜眠不佳，大便黏滞不爽，小便黄或短赤，易患皮肤湿疹，头晕头痛，口腔溃疡等病症，舌红，苔厚腻，脉濡数小弦[11, 30]。

（二）饮食调养

气滞湿热状态的人群应在低盐低脂饮食的基础上，宜适量食用甘寒或苦寒的清利化湿和行气解郁的食物，如绿豆（芽）、冬瓜、薏苡仁、赤小豆、马齿苋、藕、黄花菜、菊花、茉莉花、萝卜、橘子等。少食肥甘厚腻及收敛酸涩的食物[2]。

1. 可用食疗方案[4]

（1）仙人掌炒牛肉

【原料】　鲜仙人掌 30 克，牛肉 60～90 克。

【制作】　仙人掌洗净，去外面针刺，切细，牛肉切片，调味同炒服食。

【功效】　行气活血，健脾清热。

（2）山楂绿豆汤

【原料】　山楂、扁豆各 10 克，绿豆 30 克，厚朴花 6 克，调料适量。

【制作】　绿豆用温水泡胀，与洗净的扁豆、山楂同煮汤，沸后入厚朴花，文火缓熬至熟，调入精盐、葱花、味精。

【用法】　随意饮服。

【功效】　行气醒胃，清涤余邪。

（3）梅花粥

【原料】　绿萼梅 6 克，粳米 50～100 克。

【制作】　将梅花洗净，与粳米同煮粥。

【用法】　空腹食。

【功效】　疏肝理气，清热解毒。

2. 可用药茶方案[4]

平肝清热饮

【原料】　龙胆草、夏枯草、甘菊花、生地黄、川芎各 3 克，柴胡 2 克。

【制作】　取生地黄、川芎、柴胡三料，置砂锅内加水适量，武火至沸，文火保持微沸 30 分钟后，加入龙胆草、夏枯草、甘菊花继续保持微沸 10 分钟，过滤弃渣留汁即成。

【用法】　代茶频饮。

【功效】　行气疏肝，清热利湿。

3. 可用膏方方案

（1）清热利湿膏

【原料】　中药煎剂：黄芩 100 克，黄连 100 克，黄柏 100 克，茵陈 300 克，滑石 100 克，栀子 100 克，熟大黄 80 克，法半夏 100 克，橘红 100 克，枳实 100 克，川芎 60 克，炒白芍 150 克，茯苓 100 克，苍术 100 克，神曲 100 克，山楂 100 克，竹茹 100 克，佛手 100 克，香橼 100 克，胆南星 50 克，泽泻 150 克，荷叶 100 克，制首乌 150 克，党参 100 克，白扁豆 100 克，黑料豆 100 克，莲子肉 100 克，薏苡仁 200 克，生甘草 30 克，决明子 150 克，虎杖 150 克。胶类药：阿胶 200 克。调味药：冰糖 250 克。

【用法】　温水兑服，1 次 1 匙（约 15 毫升/匙），第 1 周早饭前空腹服用 1 次，从第 2 周起，早饭前、晚睡前各服用 1 次。

【功效】　化痰除湿[5]。

（2）清肝膏

【原料】　夏枯草 2000 克，茵陈、蒲公英各 2500 克，红枣、炒苍术各 500 克，陈皮 250 克，白糖 2000 克收膏。

【用法】　每次服 20 毫升，1 日 3～4 次。

【功效】　清湿热，退黄疸，健脾理气，解毒保肝。

4. 注意事项

饮食调养不能代替药物，如有不适请寻求专业医生帮助[4]。

（三）情志起居[6]

（1）情志调摄

遇事宜沉稳，努力克服浮躁情绪。宜欣赏流畅抒情的音乐。

（2）起居调摄

居室宜温暖舒适，不宜在潮湿、闷热、空气不流通的环境中长期工作和生活，宜在温度适宜的时候进行户外活动，避免久坐，如长时间打麻将、看电视等。衣着宜宽松，注意保暖，保持大便通畅。

（四）运动保健

气滞湿热状态的人群应根据自身情况多参加群体体育运动项目，循序渐进，坚持长期规律的有氧运动，如站桩功、保健功、长寿功、八段锦、五禽戏、武术、各种球类运动、慢跑、游泳、舞蹈、登山等。每周 3～5 次，每次持续 30～60 分钟。也可在情志不舒时主动参与唱歌、钓鱼等适宜的娱乐活动，分散注意力。可反复练习八段锦的"调理脾胃须单举""攒拳怒目增气力"和五禽戏的"鹿戏""熊戏"[27]。

注意事项

若出现呼吸困难、眩晕、乏力、面色发白、大汗淋漓不止、胸闷、心胸刺痛等不适症状时，请立即停止运动，并前往最近的医院就诊，或拨打 120 急救。

（五）针灸推拿[8]

常用穴位有气海、悬钟、膻中、合谷、八髎穴等。

（1）气海

【位置】 在前正中线，脐下 1.5 寸。

【操作方法】 以右掌心紧贴气海，顺时针方向按摩 100～200 次，再换以左掌心逆时针方向按摩 100～200 次，以按摩至有热感为度。

（2）悬钟

【位置】 位于小腿外侧，外踝尖上 3 寸，腓骨前缘。左右各一穴。

【操作方法】 食指尖点压按摩，或拇指或中指按压轻揉，以局部酸胀为度。

（3）膻中

【位置】 位于前正中线，两乳头连线的中点。

【操作方法】 拇指或中指的指腹按揉，每次 10 秒，6 次为 1 遍，每天 3～5 遍。按揉时以稍有疼痛感为宜，老年人动作要轻柔。

（4）合谷

【位置】 在手背，第 1、2 掌骨间，第 2 掌骨桡侧中点处，即通常说的虎口处。

【操作方法】 拇指按揉，每次按揉 2～3 分钟，按揉时以有酸、麻、胀的感觉为宜。

（5）八髎穴

【位置】 位于骶椎，分上髎、次髎、中髎和下髎，左右共八个穴位，分别在第 1、2、3、4 骶后孔中，合称"八髎穴"。

【操作方法】 用拇指依次从上髎穴开始往下按揉，每次约 15 分钟，以有酸、麻、胀的感觉为度。

注意事项

在进行穴位疗法时，需要选择正规的医疗机构，严格遵守操作规范和注意事项，以免出现不必要的风险。

十九、气滞血瘀状态

（一）状态特征

气滞血瘀状态的人群常表现为形体偏瘦，口唇色深，皮肤晦暗无光泽，平素易怒心烦，时感胸胁部疼痛不适，头晕头痛，胃脘饱胀难消，食欲不振，夜眠不佳，大便黏滞，小便黄或短赤，妇女经期小腹胀痛拒按，经色紫暗，经血量少，排出不畅，常见痛经，闭经等[24]，舌红，苔厚腻，舌下络脉迂曲，脉弦涩[11]。

（二）饮食调养

气滞血瘀状态的人群在正常饮食的基础上，宜多食木耳、韭菜、茴香、洋葱、油菜、山楂、木瓜、佛手、玫瑰花、黄花菜、菊花、萝卜、洋葱、橘子等。少食收涩、寒凉、冰冻之物，以及高脂肪、高胆固醇、油腻食物。女性月经期间慎用活血类食物。忌生闷气[13]。

1. 可用食疗方案[17]

（1）黑豆川芎粥

【原料】 川芎 10 克，黑豆 25 克，粳米 50 克。

【制作】 川芎用纱布包裹，和黑豆、粳米一起加水煮熟，加适量红糖。

【用法】 分次温服。

【功效】 活血祛瘀，行气止痛。

（2）疏肝粥

【原料】 柴胡 6 克，白芍、枳壳各 12 克，香附、川芎、陈皮、甘草各 3 克，粳米50 克，白糖适量。

【制作】 将以上七味中药水煎，取汁去渣，加入粳米煮粥，待粥将成时加白糖调味。

【功效】 疏肝解郁。

（3）马鞭草炖猪蹄

【原料】 马鞭草、黄酒、生油各 30 克，猪蹄 2 只。马鞭草、猪蹄洗净，每只切为4 块。

【制作】 炒锅置旺火上，注入生油烧热，煸炒马鞭草，再加黄酒稍炒一下，起锅装入陶罐内，加猪蹄和冷水 1 碗半，隔水文火炖至猪蹄熟透。

【用法】 每日分 2 次，温热食。

【功效】 活血散瘀通经。

2. 可用药茶方案[4]

万年青饮

【原料】 万年青 20～30 克，红糖适量。

【制作】 万年青加水 150 毫升煎至 50 毫升滤出；再加水 120 毫升煎至 40 毫升滤

出，混合 2 次药液，调入红糖。

【功效】　理气行滞，活血化瘀。

3. 可用膏方方案[4]

（1）丹参膏

【原料】　丹参 100 克，白蜜 100 毫升。

【用法】　每次服 20 毫升，1 日 2 次。

【功效】　活血祛瘀。

（2）气滞血瘀膏

【原料】　桃仁、当归、青皮、香附、延胡索、赤芍、五灵脂、神曲各 100 克，红花、炒川芎、柴胡、制大黄各 60 克，炒枳壳、白芍、炒谷芽各 150 克，蜂蜜 300 克。

【用法】　每次服 10~15 克，1 日 2 次，开水调服。

【功效】　清肝明目，理气止痛，活血化瘀。

4. 注意事项

饮食调养不能代替药物，如有不适请寻求专业医生帮助。

（三）情志起居[6]

（1）情志调摄

遇事宜沉稳，努力克服浮躁情绪。宜欣赏流畅抒情的音乐。

（2）起居调摄

居室宜温暖舒适，不宜在阴暗、寒冷的环境中长期工作和生活。宜在阳光充足的时候进行户外活动，避免久坐，如长时间打麻将、看电视等。衣着宜宽松，注意保暖，保持大便通畅。

（四）运动保健

气滞血瘀状态的人群应多做些促进气血循环的运动，使全身经络、气血通畅，五脏六腑调和，如易筋经、八段锦、步行健身法、导引术、太极拳、太极剑、五禽戏、瑜伽、徒手健身操、舞蹈、登山、游泳等。每周至少 5 次，每次持续 30 分钟。可反复练习易筋经的"倒拽九牛尾势""卧虎扑食势"、八段锦的"摇头摆尾去心火""攒拳怒目增气力"、五禽戏的"鹿戏""猿戏"[27]。

注意事项

若出现呼吸困难、眩晕、乏力、面色发白、大汗淋漓不止、胸闷、心胸刺痛等不适症状时，请立即停止运动，并前往最近的医院就诊，或拨打 120 急救。

（五）针灸推拿[8]

常用穴位有气海、悬钟、膻中、膈俞、血海等。

（1）气海

【位置】　在前正中线，脐下 1.5 寸。

【操作方法】 以右掌心紧贴气海,顺时针方向按摩 100～200 次,再换以左掌心逆时针方向按摩 100～200 次,以按摩至有热感为度。

（2）悬钟

【位置】 位于小腿外侧,外踝尖上 3 寸,腓骨前缘。左右各一穴。

【操作方法】 食指尖点压按摩,或拇指或中指按压轻揉,以局部酸胀为度。

（3）膻中

【位置】 位于前正中线,两乳头连线的中点。

【操作方法】 拇指或中指的指腹按揉,每次 10 秒,6 次为 1 遍,每天 3～5 遍。按揉时以稍有疼痛感为宜,老年人动作要轻柔。

（4）膈俞

【位置】 位于背部,第 7 胸椎棘突下,旁开 1.5 寸。左右各一穴。简便取穴:背过手,摸到肩胛骨和脊椎骨之间的凹陷,就是膈俞穴。

【操作方法】 拇指或中指按揉,每次按揉 5 分钟,每天 2 次,左右交替按揉,按揉时以有酸、麻胀的感觉为度。

（5）血海

【位置】 位于大腿内侧,屈膝,在髌骨底内侧缘上 2 寸,股四头肌内侧头的隆起处。

【操作方法】 拇指或中指按揉,每次按揉 5 分钟,每天 2 次,左右交替按揉,按揉时以有酸、麻、胀的感觉为度。

注意事项

在进行穴位疗法时,需要选择正规的医疗机构,严格遵守操作规范和注意事项,以免出现不必要的风险。

二十、气滞化火状态

（一）状态特征

气滞化火状态的人群以形体瘦者为多,常表现为急躁易怒,口干口苦,目赤耳鸣,或胸闷胁胀,嘈杂吞酸,呃逆不止,食多易饥,夜寐不安,大便秘结,小便黄赤,舌红,苔黄,脉弦数[36]。

（二）饮食调养

气滞化火状态的人群应在低盐低脂饮食的基础上,宜适量食用疏肝解郁,理气清热的食物,如绿豆（芽）、黄花菜、苦瓜、柚子、菊花、佛手、玫瑰花等。少食肥甘厚腻及收敛酸涩的食物[8]。

1. 可用食疗方案[8]

（1）**青皮粥**

【原料】 青皮 10 克,粳米 50 克。

【制作】 以青皮煎取药汁,米加水如常法煮粥,将熟时,加入青皮汁,调匀,再煮至熟。

【用法】 温热食用。

【功效】 疏肝破气，消积化滞。

（2）疏肝粥

【原料】 柴胡 6 克，白芍、枳壳各 12 克，香附、川芎、陈皮、甘草各 3 克，粳米 50 克，白糖适量。

【制作】 将以上七味中药水煎，取汁去渣，加入粳米煮粥，待粥将成时加白糖调味。

【功效】 疏肝解郁。

（3）仙人掌炒牛肉

【原料】 鲜仙人掌 30 克，牛肉 60～90 克。

【制作】 仙人掌洗净，去外面针刺，切细，牛肉切片，调味同炒服食。

【功效】 行气活血，健脾清热。

2. 可用药茶方案[24]

（1）仁绿女贞茶

【原料】 绿萼梅、绿茶、橘络各 3 克，女贞子 6 克。

【制作】 开水冲泡，频频饮之。

【用法】 20 天为一疗程。

【功效】 理气，清热，化瘀。

（2）橙子煎

【原料】 橙子 1 个。

【制作】 将橙子剖开，用水泡去酸味，加蜜煎汤。

【用法】 频服。

【功效】 理气消导。

3. 可用膏方方案[4]

丹参郁金蜜

【原料】 丹参 500 克，郁金 250 克，茵陈 100 克，蜂蜜 1000 克，黄酒适量。

【制作】 丹参、郁金、茵陈入锅，冷水浸 2 小时，中火烧开，加黄酒 1 匙，小火煎 1 小时，约剩药汁 1 大碗，滤出；再加水煎 1 次，约剩药汁大半碗；将 2 次药汁与蜂蜜同入盆，搅匀，加盖，旺火隔水蒸 2 小时，冷却装瓶。

【用法】 每次服 1～2 匙，饭后开水冲服，1 日 2 次。3 个月为 1 疗程。

【功效】 疏肝利胆，清热除湿。

4. 注意事项

饮食调养不能代替药物，如有不适请寻求专业医生帮助。

（三）情志起居[6]

（1）情志调摄

遇事宜沉稳，调节情绪，克服浮躁情绪。宜欣赏流畅抒情的音乐。

（2）起居调摄

居室宜温暖舒适，不宜在潮湿、闷热、空气不流通的环境中长期工作和生活，宜在温度适宜的时候进行户外活动，避免久坐，如长时间打麻将、看电视等。衣着宜宽松，注意保暖，保持大便通畅。

（四）运动保健

气滞化火状态的人群体育锻炼的目的是调理气机，舒畅情志。应尽量增加户外活动，可坚持较大量的运动锻炼。锻炼方法主要有大强度、大负荷练习法、专项兴趣爱好锻炼法和体育游戏法。可选择的运动有八段锦、太极拳、五禽戏、武术、跑步、登山、游泳、打球、瑜伽等。可练习"六字诀"中的"嘘"字功。可反复练习八段锦的"攒拳怒目增气力"和五禽戏的"鹿戏"[27, 35]。

注意事项

若出现呼吸困难、眩晕、乏力、面色发白、大汗淋漓不止、胸闷、心胸刺痛等不适症状时，请立即停止运动，并前往最近的医院就诊，或拨打 120 急救。

（五）针灸推拿[8]

常用穴位有气海、悬钟、膻中、大椎、曲池、合谷等。

（1）气海

【位置】 在前正中线，脐下 1.5 寸。

【操作方法】 以右掌心紧贴气海，顺时针方向按摩 100～200 次，再换以左掌心逆时针方向按摩 100～200 次，以按摩至有热感为度。

（2）悬钟

【位置】 位于小腿外侧，外踝尖上 3 寸，腓骨前缘。左右各一穴。

【操作方法】 食指尖点压按摩，或拇指或中指按压轻揉，以局部酸胀为度。

（3）膻中

【位置】 位于前正中线，两乳头连线的中点。

【操作方法】 拇指或中指的指腹按揉，每次 10 秒，6 次为 1 遍，每天 3～5 遍。按揉时以稍有疼痛感为宜，老年人动作要轻柔。

（4）大椎

【位置】 位于后颈部，第 7 颈椎棘突下凹陷中。

【操作方法】 先将双手掌心来回搓 1 分钟至发热，然后迅速按到大椎上，接着沿背部正中线以大椎为中心上下搓动，使热力向下渗透，使大椎穴局部发热发烫，并向四周发散。

（5）曲池

【位置】 位于肘部，在肘横纹外侧端，屈肘，当尺泽与肱骨外上髁连线中点。

【操作方法】 食指尖点压按摩，或拇指或中指按压轻揉，以局部酸胀为度。

（6）合谷

【位置】　在手背，第 1、2 掌骨间，第 2 掌骨桡侧中点处，即通常说的虎口处。

【操作方法】　拇指按揉，每次按揉 2～3 分钟，按揉时以有酸、麻、胀的感觉为宜。

注意事项

在进行穴位疗法时，需要选择正规的医疗机构，严格遵守操作规范和注意事项，以免出现不必要的风险。

二十一、热瘀互结状态

（一）状态特征

热瘀互结状态的人群以形体瘦者为多，常表现为身热，神志异常，或清或乱，心神不宁，或少腹坚满胀疼痛，谵语烦躁，恶热口渴，至夜发热，食少，夜眠不佳，大便色黑，小便自利，舌紫绛色暗或有瘀斑，脉沉实而涩[11, 30]。

（二）饮食调养

热瘀互结状态的人群在正常饮食的基础上，宜多食清热泻火、调畅气血的食物，如西瓜、番茄、莲藕、蘑菇、茄子、山楂、醋、木瓜、佛手、玫瑰花、茉莉花等。少食辛辣燥烈之品，高脂肪、高胆固醇、油腻食物宜少食用。女性月经期间慎用活血类食物[8, 24]。

1. 可用食疗方案[4]

（1）泽兰炖鳖

【原料】　泽兰 10～15 克，鳖 1 只，生姜 2～3 片。

【制作】　先用热水烫鳖，使其排尿，切开去肠脏；泽兰研末，纳入鳖腹内部（甲与肉同用），然后与生姜一起放进炖盅内，加入适量的冷开水，隔水炖约 2.5 小时，调入适量食盐和生油，稍炖片刻便可。

【功效】　滋阴活血。

（2）川芎牛膝炖鱼头

【原料】　川芎 15 克，牛膝 10 克，鳙鱼头 1 个（约 200 克），生姜、葱、食盐、料酒各适量。

【制作】　将川芎洗净，切片；牛膝洗净；鱼头去鳃，洗净。将药物、鱼头放入铝锅中，加生姜、葱、食盐、料酒、水各适量。将铝锅置武火上烧沸，再用文火炖熟即成。食用时加味精少许。

【功效】　活血化瘀，兼补肝肾。

（3）七品蒸鸭

【原料】　白鸭 1 只（2000 克左右），连翘、丹皮各 15 克，金银花、白茅根各 30 克，赤芍 20 克，元参、延胡索各 10 克，调料适量。

【制作】　鸭治净，沸水焯透，冷水洗净，沥干。把药物全部纳入鸭腹，入砂锅中，兑入清汤，加黄酒、胡椒粉、生姜、葱、盐等调料，盖上锅盖，用湿棉纸封好砂锅口，大火蒸 3 小时。

【功效】 清热育阴，活血止痛。

2. 可用药茶方案[4]

玉楂冲剂

【原料】 玉竹、山楂各 500 克，糖粉、白糊精各适量。

【制作】 山楂水煎 2 次，每次 15 分钟；玉竹水煎 2 次，每次 30 分钟；合并二液，沉淀，取上清液，浓缩成清膏；入 3 倍量的糖水，1 倍量的白糊精，搅匀，制颗粒，干燥，过筛。

【用法】 每次服 22 克，开水冲服，1 日 3 次。

【功效】 滋阴，活血，通脉。

3. 可用膏方方案[37]

（1）丹参郁金蜜

【原料】 丹参 500 克，郁金 250 克，茵陈 100 克，蜂蜜 1000 克，黄酒适量。

【制作】 丹参、郁金、茵陈入锅，冷水浸 2 小时，中火烧开，加黄酒 1 匙，小火煎 1 小时，约剩药汁 1 大碗，滤出；再加水煎 1 次，约剩药汁大半碗，将 2 次药汁与蜂蜜同入盆，搅匀，加盖，旺火隔水蒸 2 小时，冷却装瓶。

【用法】 每次服 1～2 匙，饭后开水冲服，1 日 2 次。3 个月为 1 疗程。

【功效】 疏肝利胆，清热除湿。

（2）滋阴通脉膏（杨少山膏方）

【原料】 中药煎剂：生地 150 克，熟地 150 克，玄参 100 克，麦冬 100 克，赤芍 150 克，白芍 150 克，炙甘草 50 克，太子参 300 克，炒冬术 100 克，茯苓 150 克，炒天虫 100 克，川石斛 150 克，丹参 150 克，怀牛膝 150 克，炒杜仲 300 克，延胡索 150 克，炒狗脊 150 克，白蒺藜 150 克，明天麻 100 克，枸杞子 500 克，钩藤 150 克，络石藤 150 克，丝瓜络 150 克，当归 100 克，佛手 60 克，川芎 60 克，绿梅花 100 克，北沙参 300 克，玫瑰花 30 克，炒谷芽 150 克，炒麦芽 150 克，炙鳖甲 150 克。胶类药：龟板胶 250 克，阿胶 250 克。调味药：胡桃肉粉 250 克，红枣粉 250 克，木糖醇 500 克。

【用法】 温水兑服，1 次 1 匙（约 15 毫升/匙），第 1 周早饭前空腹服用 1 次，从第 2 周起，早饭前、晚睡前各服用 1 次。

【功效】 滋阴清热，活血通络。

4. 注意事项

饮食调养不能代替药物，如有不适请寻求专业医生帮助。

（三）情志起居[2]

（1）情志调摄

性情宜沉稳，学会有意识地控制自己，遇到可怒之事，应用理性克服情感上的冲动，加强道德修养和意志锻炼。

（2）起居调摄

起居调摄保证睡眠。定时排便，防止便秘，多喝水。居室宜温暖舒适，保持清洁卫生。衣着宜宽松。

（四）运动保健

瘀热互结状态的人群可适当参加体育锻炼，通过运动将体内多余的阳气散发出去，并促进气血循环的运动，如易筋经、八段锦、步行健身法、保健功、导引术、太极拳、太极剑、五禽戏、瑜伽、舞蹈、游泳等。每周至少 5 次，每次持续 30 分钟。可反复练习八段锦的"摇头摆尾去心火""背后七颠百病消"和五禽戏的"鹿戏""猿戏""鸟戏"[27]。

注意事项

若出现呼吸困难、眩晕、乏力、面色发白、大汗淋漓不止、胸闷、心胸刺痛等不适症状时，请立即停止运动，并前往最近的医院就诊，或拨打 120 急救。

（五）针灸推拿[8]

常用穴位有大椎、曲池、合谷、膈俞、血海、膻中等。

（1）**大椎**

【位置】 位于后颈部，第 7 颈椎棘突下凹陷中。

【操作方法】 先将双手掌心来回搓 1 分钟至发热，然后迅速按到大椎上，接着沿背部正中线以大椎为中心上下搓动，使热力向下渗透，使大椎穴局部发热发烫，并向四周发散。

（2）**曲池**

【位置】 位于肘部，在肘横纹外侧端，屈肘，当尺泽与肱骨外上髁连线中点。

【操作方法】 食指尖点压按摩，或拇指或中指按压轻揉，以局部酸胀为度。

（3）**合谷**

【位置】 在手背，第 1、2 掌骨间，第 2 掌骨桡侧中点处，即通常说的虎口处。

【操作方法】 拇指按揉，每次按揉 2～3 分钟，按揉时以有酸、麻、胀的感觉为宜。

（4）**膈俞**

【位置】 位于背部，第 7 胸椎棘突下，旁开 1.5 寸。左右各一穴。简便取穴：背过手，摸到肩胛骨和脊椎骨之间的凹陷，就是膈俞穴。

【操作方法】 拇指或中指按揉，每次按揉 5 分钟，每天 2 次，左右交替按揉，按揉时以有酸、麻、胀的感觉为度。

（5）**血海**

【位置】 位于大腿内侧，屈膝，在髌骨底内侧缘上 2 寸，股四头肌内侧头的隆起处。

【操作方法】 拇指或中指按揉，每次按揉 5 分钟，每天 2 次，左右交替按揉，按揉时以有酸、麻、胀的感觉为度。

（6）膻中

【位置】　位于前正中线，两乳头连线的中点。

【操作方法】　拇指或中指的指腹按揉，每次 10 秒，6 次为 1 遍，每天 3～5 遍。按揉时以稍有疼痛感为宜，老年人动作要轻柔。

注意事项

在进行穴位疗法时，需要选择正规的医疗机构，严格遵守操作规范和注意事项，以免出现不必要的风险。

二十二、气血两虚兼夹血瘀状态

（一）状态特征

气血两虚兼夹血瘀状态的人群常表现为形体偏瘦，面色淡白无华或晦滞青灰，体弱无力，气短懒言，肢体瘫痪、麻木，或局部青紫、肿胀、刺痛不移而拒按，或可触及肿块而质硬，食少纳呆，睡眠不安，舌淡紫或有瘀斑瘀点，脉细涩[11, 18, 30]。

（二）饮食调养

气血两虚兼夹血瘀状态的人群主要遵循低盐、低脂肪饮食，宜选用性平偏温、健脾益气的食物，如鸡蛋、鸡肉、牛肉、粳米、糯米、牛肉、鲫鱼、猪肺、海蜇、香菇、荸荠等。不宜食生冷苦寒、辛辣温燥、耗气或香浓的食物，忌烟酒。女性月经期间慎用活血类食物[17]。

1. 可用食疗方案[4]

（1）归芪汤

【原料】　黄芪 50 克，当归、枸杞子各 15 克，猪瘦肉 200 克。

【制作】　将猪肉洗净后切成小块，另将当归、黄芪、枸杞子洗净，一并放入锅内，加水 500 毫升，文火炖至 300 毫升，待猪肉熟烂，即可食用。

【功效】　双补气血，活血。

（2）归芪补血乌鸡汤

【原料】　当归、黄芪各 25 克，乌鸡 1 只，盐少许。

【制作】　将乌鸡洗净剁块，放入沸水汆烫、捞起。乌鸡块和当归、黄芪一起入锅，加 800 毫升水，以大火煮开，再转小火续炖 25 分钟，加盐调味即成。

【功效】　双补气血，活血。

（3）当归本鸡盅

【原料】　本鸡 1 只、当归 15 克。

【制作】　本鸡宰杀后，去掉杂毛和内脏，洗净焯水；将鸡切块置砂锅内，加料酒、姜片、火腿片等，用文火炖约 20 分钟；鸡熟后放入盅内，加当归片蒸 35 分钟即可。

【功效】　补血益气，健脾温中。

2. 可用药茶方案[4]

田七丹参茶

【原料】　田七 100 克，丹参 150 克，白糖适量。

【制作】　加工成棕黄色颗粒，每袋 20 克。

【功效】　活血化瘀。

3. 可用膏方方案[4]

（1）加味八珍膏

【原料】　党参、生地黄、熟地黄、谷芽、麦芽各 150 克，炙黄芪 300 克，炙甘草、肉桂（后下）各 30 克，远志、陈皮、大枣各 60 克，白术、白芍、茯苓、茯神、当归各 120 克，川芎、制何首乌、女贞子、墨旱莲、枸杞、炒酸枣仁、桂圆肉、鹿角胶、阿胶各 90 克，冰糖 250 克。

【用法】　每次 20 毫升，每日 3 次，温开水送服。

【功效】　养心悦脾，补益气血[4]。

（2）益气养血膏

【原料】　党参 200 克，黄芪 200 克，白术 100 克，白芍药 150 克，熟地黄 300 克，何首乌 300 克，鸡血藤 300 克，怀山药 300 克，当归 200 克，川芎 150 克，陈皮 30 克，枸杞子 200 克，丹参 300 克，益母草 300 克，红花 150 克，桃仁 200 克，泽兰 150 克，阿胶 300 克，大枣 200 克。

【用法】　口服。每次服 15～30 克，每日 2 次，开水调服。

【功效】　益气养血，活血通经[38]。

4. 注意事项

饮食调养不能代替药物，如有不适请寻求专业医生帮助。

（三）情志起居

（1）情志调摄

要保持快乐平稳的心情，克服浮躁情绪，适合听节奏欢快、流畅抒情的音乐[10]。

（2）起居调摄

提倡劳逸结合，不要过度劳动，以免损伤正气。居室宜温暖舒适，不宜在阴暗、寒冷的环境中长期工作和生活。宜在阳光充足的时候进行户外活动，避免久坐，如长时间打麻将、看电视等。衣着宜宽松，注意保暖[2]。

（四）运动保健

气血两虚兼夹血瘀状态的人群适合运动量小且较和缓的项目，如在公园、广场、庭院、湖畔、河边、山坡等空气清新之处练习八段锦、五禽戏、呼吸调息、散步、太极拳、做操等，并持之以恒。慢跑时速度不宜过快，不宜做大负荷运动，忌用猛力和做长久憋气的动作，以免耗损元气。可反复练习太极"左揽雀尾""右揽雀尾"和八段锦的"攒拳怒目增气力"[27]。

注意事项

若出现呼吸困难、眩晕、乏力、面色发白、大汗淋漓不止、胸闷、心胸刺痛等不适症状时，请立即停止运动，并前往最近的医院就诊，或拨打 120 急救。

（五）针灸推拿[8]

常用穴位有脾俞、足三里、气海、百会、膈俞、血海、膻中等。

（1）脾俞

【位置】 在背部，第 11 胸椎棘突下，旁开 1.5 寸，对称于脊柱，左右各一穴。

【操作方法】 用手掌根部按揉脾俞，以局部酸胀为度。该穴位也常采用艾灸或者拔罐的疗法。

（2）足三里

【位置】 在小腿外侧，外膝眼下 3 寸，胫骨前 1 横指处，左右各一穴。简便取穴：把手掌按在同侧膝盖上，手心正对膝盖骨，四指略分开，无名指指尖下便是足三里穴。

【操作方法】 食指尖点压按摩，或拇指或中指按压轻揉，以局部酸胀为度。

（3）气海

【位置】 在前正中线，脐下 1.5 寸。

【操作方法】 以右掌心紧贴气海，顺时针方向按摩 100～200 次，再换以左掌心逆时针方向按摩 100～200 次，以按摩至有热感为度。

（4）百会

【位置】 位于头顶，两耳尖连线与正中线交点处。

【操作方法】 以食指指腹轻轻按揉百会，同时呼气、沉肩，将力度作用于手指，按顺时针和逆时针方向各按摩 50 圈，每日 2～3 次。常按百会穴可以清神醒脑，增强记忆力。

（5）膈俞

【位置】 位于背部，第 7 胸椎棘突下，旁开 1.5 寸。左右各一穴。简便取穴：背过手，摸到肩胛骨和脊椎骨之间的凹陷，就是膈俞穴。

【操作方法】 拇指或中指按揉，每次按揉 5 分钟，每天 2 次，左右交替按揉，按揉时以有酸、麻、胀的感觉为度。

（6）血海

【位置】 位于大腿内侧，屈膝，在髌骨底内侧缘上 2 寸，股四头肌内侧头的隆起处。

【操作方法】 拇指或中指按揉，每次按揉 5 分钟，每天 2 次，左右交替按揉，按揉时以有酸、麻、胀的感觉为度。

（7）膻中

【位置】 位于前正中线，两乳头连线的中点。

【操作方法】 拇指或中指的指腹按揉，每次 10 秒，6 次为 1 遍，每天 3～5 遍。按揉时以稍有疼痛感为宜，老年人动作要轻柔。

注意事项

在进行穴位疗法时，需要选择正规的医疗机构，严格遵守操作规范和注意事项，以免出现不必要的风险。

二十三、气阴两虚兼夹血瘀状态

（一）状态特征

气阴两虚兼夹血瘀状态的人群常表现为形体消瘦，面色苍白，乏力气短，自汗懒言，或五心烦热，头晕耳鸣，盗汗遗精，胸痛腰痛，纳食不化，失眠健忘，大便溏薄，舌质淡胖或暗红、苔薄，或者舌红少津，脉细数或弦细[11, 30]。

（二）饮食调养

气阴两虚兼夹血瘀状态的人群主要遵循低盐、低脂肪饮食，宜选用健脾益气、滋润养阴的食物，如粳米、鲫鱼、海蜇、荸荠、樱桃、桂圆、土豆、百合、莲藕、菊花等。不宜食生冷苦寒、辛辣温燥、耗气或香浓的食物，忌烟酒。女性月经期间慎用活血类食物[11, 24]。

1. 可用食疗方案[4]

（1）大叶紫珠煮鸡蛋

【原料】　紫珠菜 200 克（干品减半），鸡蛋 4 个。

【制作】　紫珠菜洗净，与鸡蛋同放入瓦锅内加水煎煮，待蛋熟，去皮，再煮几小时，使蛋色发黑。

【用法】　每次服鸡蛋 1 个，1 日 2 次，连用 100 个为 1 疗程。

【功效】　益气养阴，活血散瘀，消炎止血。

（2）银耳山楂羹

【原料】　白木耳 20 克，山楂糕（或山楂）40 克，白糖 1 匙。

【制作】　木耳冲洗后，冷水浸泡 1 天，全发透，择洗干净，放入砂锅内，并倒入木耳浸液；山楂糕切小方块，与白糖同加入锅内，炖半小时，至木耳烂，汁糊成羹离火。

【用法】　当点心吃，或临睡前食用，食后漱口。每次 1 小碗，日 1～2 次，2 天食完。

【功效】　滋养胃，强心补血，润肺降压，降血脂。

（3）生地黑豆粥

【原料】　炙生地 15 克，黑豆 30 克，粳米 100 克。

【制作】　炙生地切成细碎末，与黑豆、粳米加水熬制成粥，加适量蜂蜜调味。

【功效】　活血利水、养阴生津。

2. 可用药茶方案[4]

（1）生地黄汁方

【原料】　生地黄汁、藕汁各 150 毫升，童子小便 100 毫升。

【制作】　三味相和，煎 1～2 沸。

【用法】 分2次服用。

【功效】 滋阴降火，活血祛瘀。

（2）玉楂冲剂

【原料】 玉竹、山楂各500克，糖粉、白糊精各适量。

【制作】 山楂水煎2次，每次15分钟；玉竹水煎2次，每次30分钟；合并二液，沉淀，取上清液，浓缩成清膏；入3倍量的糖水，1倍量的白糊精，搅匀，制颗粒，干燥，过筛。

【用法】 每次服22克，开水冲服，1日3次。

【功效】 滋阴，活血，通脉。

3. 可用膏方方案[4]

五味银叶红枣蜜

【原料】 五味子250克，银杏叶500克，红枣250克，蜂蜜1000克，冰糖或白糖50克。

【用法】 每次2匙，1日2次。饭后，开水冲服，3个月为1疗程。

【功效】 养五脏，助心血，缓肝气，通络脉，润燥软坚。

4. 注意事项

饮食调养不能代替药物，如有不适请寻求专业医生帮助。

（三）情志起居[2]

（1）情志调摄

宜培养自己的耐性，可在安静的环境中练习书法、绘画等，尽量减少与人争执、动怒，保持平和的心态。宜欣赏曲调轻柔、舒缓的音乐。

（2）起居调摄

居住环境宜安静，保持充足的睡眠，不熬夜。避免熬夜及在高温酷暑下工作，节制房事，勿吸烟。注意防晒，保持皮肤湿润。

（四）运动保健

气阴两虚兼夹血瘀状态的人群适合运动量小且较和缓的项目，如在公园、广场、庭院、湖畔、河边等空气清新、环境开阔的地方运动，可选择八段锦、五禽戏、太极拳、太极站桩功、呼吸调息、散步、慢跑、做操等，并持之以恒，运动时速度不宜过快，应以感觉不难受、不喘粗气、不面红耳赤为最佳状态。可反复练习八段锦的"双手托天理三焦""五劳七伤往后瞧"和五禽戏的"虎戏""猿戏"[27]。

注意事项

若出现呼吸困难、眩晕、乏力、面色发白、大汗淋漓不止、胸闷、心胸刺痛等不适症状时，请立即停止运动，并前往最近的医院就诊，或拨打120急救。

（五）针灸推拿[8]

常用穴位有气海、关元、足三里、三阴交、太溪、照海、膈俞、血海、膻中等。

（1）气海

【位置】　在前正中线，脐下 1.5 寸。

【操作方法】　以右掌心紧贴气海，顺时针方向按摩 100～200 次，再换以左掌心逆时针方向按摩 100～200 次，以按摩至有热感为度。

（2）关元

【位置】　位于前正中线上，脐中下方 3 寸。

【操作方法】　双手交叉重叠置于关元上，稍用力，快速、小幅度地上下推动，以局部酸胀为度。

（3）足三里

【位置】　在小腿外侧，外膝眼下 3 寸，胫骨前 1 横指处，左右各一穴。简便取穴：把手掌按在同侧膝盖上，手心正对膝盖骨，四指略分开，无名指指尖下便是足三里穴。

【操作方法】　食指尖点压按摩，或拇指或中指按压轻揉，以局部酸胀为度。

（4）三阴交

【位置】　位于小腿内侧，内踝尖上 3 寸，胫骨内侧缘后方。左右各一穴。

【操作方法】　拇指或中指按揉，每次按揉 5 分钟，每天 2 次，左右交替按揉，按揉时应有酸胀、发热的感觉。因有催产作用，孕妇忌揉。

（5）太溪

【位置】　在足内侧，内踝后方，内踝尖与跟腱之间的中点凹陷处。左右各一穴。

【操作方法】　拇指或中指按揉，每次按揉 5 分钟，左右交替按揉，按揉时应有酸胀、发热的感觉。

（6）照海

【位置】　位于足内侧，内踝尖下方凹陷处。左右各 1 穴。

【操作方法】　拇指或中指按揉，每次按揉 10 分钟，每天 2 次，左右交替按揉，按揉时应有酸胀、发热的感觉。

（7）膈俞

【位置】　位于背部，第 7 胸椎棘突下，旁开 1.5 寸。左右各一穴。简便取穴：背过手，摸到肩胛骨和脊椎骨之间的凹陷，就是膈俞穴。

【操作方法】　拇指或中指按揉，每次按揉 5 分钟，每天 2 次，左右交替按揉，按揉时以有酸、麻胀的感觉为度。

（8）血海

【位置】　位于大腿内侧，屈膝，在髌骨底内侧缘上 2 寸，股四头肌内侧头的隆起处。

【操作方法】　拇指或中指按揉，每次按揉 5 分钟，每天 2 次，左右交替按揉，按揉时以有酸、麻、胀的感觉为度。

（9）膻中

【位置】　位于前正中线，两乳头连线的中点。

【操作方法】　拇指或中指的指腹按揉，每次 10 秒，6 次为 1 遍，每天 3～5 遍。

按揉时以稍有疼痛感为宜，老年人动作要轻柔。

注意事项

在进行穴位疗法时，需要选择正规的医疗机构，严格遵守操作规范和注意事项，以免出现不必要的风险。

二十四、气阳两虚兼夹血瘀状态

（一）状态特征

气阳两虚兼夹血瘀状态的人群常表现为身形消瘦，倦怠乏力，少神懒言，头晕目眩，面色青灰，口唇青紫，或肢体麻木，四肢水肿，以下肢更甚，怕冷喜温，自汗，纳差，眠不佳，大便溏薄，小便清长量多，舌质暗紫或淡胖或有瘀斑瘀点，舌苔薄白，脉沉细弱而涩[11, 30]。

（二）饮食调养

气阳两虚兼夹血瘀状态的人群饮食调养应以温阳散寒、活血化瘀、补气养血为主，同时注意清淡易消化，适量饮水[11]，避免过于油腻和刺激性食物。气阳两虚夹血瘀患者应多吃温性食物，如韭菜、羊肉、生姜等，以温阳散寒，促进气血运行。适当食用陈皮、红花等活血化瘀的食物，有助于改善血瘀症状。多吃大枣、枸杞子、桂圆等补气养血的食物，以补充体内气血，改善气虚血瘀的症状[24]。

1. 可用食疗方案[2, 4]

（1）大力酒

【原料】 川芎、海风藤、巴戟天（炙）、附子、生地、威灵仙、川续断、秦艽各60克，荆芥、白芍、草乌（制）、白芷（酒炒）、黄芩、当归各5克，补骨脂、玄参、菟丝子、桂枝、独活、肉桂、防风、苍术（去皮）、川乌（制）各30克，花皂肢、桃仁各240克，五加皮90克，刘寄奴12克，松节72克，黑豆1400克，川木瓜6克，羌活、牛膝、鹿筋（酒炒）、肉苁蓉（酒炒）、黄芪、熟地（酒炒）各120克，杜仲（姜汁炒）150克，黑芝麻400克。

【制作】 上药用酒湿透蒸，冷后入瓶，以烧酒5000毫升浸1个月。

【功效】 舒筋活血，散瘀止痛，补气养血。

（2）羊肉山药羹

【原料】 羊肉60克，鲜山药150克，小茴香10克，附子5克，桂枝10克，白芍10克，当归10克，生姜20克。

【制作】 羊肉洗净切片，小茴香、附子、桂枝、白芍、当归等装入纱布包内，同放砂锅中，加水2000毫升，放入生姜，煮沸后去浮沫，文火煨2小时，去药包，加入去皮的鲜山药，炖烂后加入盐少许。

【功效】 健脾胃，益气血，散寒邪，通血脉。

（3）生姜当归羊肉汤

【原料】　羊肉 30 克，当归 30 克，生姜 60 克，精盐少许。

【制作】　羊肉洗净，切成小块，烧一锅水，水开之后把羊肉块放入沸水中焯一下，把血水焯掉，然后把羊肉捞出来沥干水分，再倒进砂锅里。加入当归、生姜，倒入清水。清水一定要多一些，体积大约是肉的 2～3 倍。盖上盖子上火煮，先用大火煮开之后，换小火再煮大约 2 个小时。煮好之后加入适量的盐，即可食用。

【功效】　温中补虚。

2. 可用药茶方案[4]

羊乳茶

【原料】　羊乳 250 克，竹沥水、蜂蜜各 20 克，韭菜汁 10 克。

【制作】　先煮羊乳，放入竹沥水、蜂蜜及韭菜汁调匀，待温。

【用法】　不拘时，频频饮。

【功效】　活血化瘀。

3. 可用膏方方案[5]

（1）补肾温经膏

【原料】　中药煎剂：黄芪 450 克，丹参 300 克，鸡血藤 300 克，川芎 150 克，当归 150 克，葛根 150 克，狗脊 150 克，仙灵脾 150 克，生龙骨 150 克，生牡蛎 150 克，杜仲 150 克，桑寄生 150 克，肉苁蓉 150 克，泽兰 150 克，巴戟天 150 克，炮附子 60 克，制香附 60 克，桂枝 60 克，生地 120 克，川续断 120 克，白术 120 克，益智仁 120 克，桑螵蛸 120 克，知母 120 克，黄柏 120 克，陈皮 45 克，党参 200 克。胶类药：阿胶 150 克。调味药：生晒参粉 100 克，胎盘粉 100 克，冰糖 500 克。

【用法】　温水兑服，1 次 1 匙（约 15 毫升/匙），第 1 周早饭前空腹服用 1 次，从第 2 周起，早饭前、晚睡前各服用 1 次。

【功效】　补肾固摄，温经通络。

（2）温阳通经膏

【原料】　中药煎剂：当归 150 克，桂枝 100 克，炒白芍 100 克，川芎 60 克，细辛 30 克，通草 30 克，制附子 30 克，生晒参 60 克，炒白术 150 克，干姜 60 克，茯苓 150 克，陈皮 100 克，淫羊藿 200 克，炙甘草 60 克。胶类药：龟板胶 50 克，鹿角胶 100 克，阿胶 50 克。调味药：生姜汁 100 毫升，蜂蜜 100 克，饴糖 100 克。

药物加减方法：睡眠欠佳者，加炒枣仁 150 克，夜交藤 200 克；食纳欠馨者，加生山楂 100 克，炒麦芽 200 克；便秘者，加火麻仁 120 克，肉苁蓉 100 克；手足冷明显者，加桂枝至 120 克，肉桂（后下）50 克；胃脘及腹部冷明显者，加干姜至 100 克，加制附子至 50 克；腰部及膝盖怕冷明显者，加制附子至 50 克，杜仲 150 克。

【用法】　温水兑服，1 次 1 匙（约 15 毫升/匙），第 1 周早饭前空腹服用 1 次，从第 2 周起，早饭前、晚睡前各服用 1 次。

【功效】　温补脾肾，散寒通经。

4. 注意事项

饮食调养不能代替药物，如有不适请寻求专业医生帮助。

（三）情志起居

（1）情志调摄

宜保持积极向上的心态，正确对待生活中的不利事件，及时调节自己的消极情绪，保持平和的情绪。宜欣赏悠扬、欢快的音乐[2]。

（2）起居调摄

居住环境以温和的暖色调为宜，不宜在阴暗、潮湿、寒冷的环境下长期工作和生活。平时要注意保暖。不熬夜，保持充足的睡眠[2]。

（四）运动保健

气阳两虚兼夹血瘀状态的人群应多做些促进气血循环、但是避免损耗阳气的运动，使全身经络、气血通畅，五脏六腑调和，如八段锦、五禽戏、太极拳、太极剑。要做短时间、低强度的练习。可反复练习八段锦的"双手托天理三焦""两手攀足固腰肾"和五禽戏的"猿戏"[27]。

注意事项

若出现呼吸困难、眩晕、乏力、面色发白、大汗淋漓不止、胸闷、心胸刺痛等不适症状时，请立即停止运动，并前往最近的医院就诊，或拨打120急救。

（五）针灸推拿[8]

常用穴位有气海、关元、大椎、中极、神阙、膈俞、血海、膻中等。

（1）气海

【位置】 在前正中线，脐下1.5寸。

【操作方法】 以右掌心紧贴气海，顺时针方向按摩100～200次，再换以左掌心逆时针方向按摩100～200次，以按摩至有热感为度。

（2）关元

【位置】 位于前正中线上，脐中下方3寸。

【操作方法】 双手交叉重叠置于关元上，稍用力，快速、小幅度地上下推动，以局部酸胀为度。

（3）大椎

【位置】 位于后颈部，第7颈椎棘突下凹陷中。

【操作方法】 先将双手掌心来回搓1分钟至发热，然后迅速按到大椎上，接着沿背部正中线以大椎为中心上下搓动，使热力向下渗透，使大椎穴局部发热发烫，并向四周发散。

（4）中极

【位置】 位于腹部，前正中线，脐下4寸。

【操作方法】 双手交叉重叠于中极上，稍用力，快速、小幅度地上下推动，以局部酸胀为度。

（5）神阙

【位置】 在腹部，肚脐中央。

【操作方法】 常用艾灸，具体方法如下：用湿纸巾或湿纱布包裹适量炒过的粗盐盖在肚脐上，再取 2~3 mm 厚的生姜一片覆盖其上，扎上小孔以便透热，用艾炷或者艾条施灸[21]。

（6）膈俞

【位置】 位于背部，第 7 胸椎棘突下，旁开 1.5 寸。左右各一穴。简便取穴：背过手，摸到肩胛骨和脊椎骨之间的凹陷，就是膈俞穴。

【操作方法】 拇指或中指按揉，每次按揉 5 分钟，每天 2 次，左右交替按揉，按揉时以有酸、麻、胀的感觉为度。

（7）血海

【位置】 位于大腿内侧，屈膝，在髌骨底内侧缘上 2 寸，股四头肌内侧头的隆起处。

【操作方法】 拇指或中指按揉，每次按揉 5 分钟，每天 2 次，左右交替按揉，按揉时以有酸、麻、胀的感觉为度。

（8）膻中

【位置】 位于前正中线，两乳头连线的中点。

【操作方法】 拇指或中指的指腹按揉，每次 10 秒，6 次为 1 遍，每天 3~5 遍。按揉时以稍有疼痛感为宜，老年人动作要轻柔。

注意事项

在进行穴位疗法时，需要选择正规的医疗机构，严格遵守操作规范和注意事项，以免出现不必要的风险。

二十五、气虚痰湿兼夹血瘀状态

（一）状态特征

气虚痰湿兼夹血瘀状态的人群体形多肥胖、浮肿，常表现为面色淡白或晦滞，身倦乏力，少气懒言，气短喘促、动则益甚，脘腹胀闷或痛，肢体麻木或局部刺痛，大便稀溏或便秘不畅，大便黏腻不爽，小便清长，舌淡暗有瘀点、瘀斑，苔白腻，脉弦涩[11, 30]。

（二）饮食调养

气虚痰湿兼夹血瘀状态的人群主要遵循低盐、低脂肪饮食，宜多食白萝卜、扁豆、荠菜、紫菜、海带、芹菜、冬瓜叶、丝瓜、荸荠、荷叶、山楂、冬瓜籽、黄瓜、山药、薏苡仁、胡萝卜、赤小豆等。少食肥甘油腻、酸涩食品、寒凉酸味水果，如猪肥肉、油炸食品、冰淇淋及碳酸饮料等。忌食过饱[36]。

1. 可用食疗方案[4]

（1）白术党参茯苓粥

【原料】　红枣 3 颗，薏苡仁适量，白术、党参、茯苓、甘草各 15 克。

【制作】　将红枣、薏苡仁洗净，红枣去核，备用。将白术、党参、茯苓、甘草洗净，加入 300 毫升水煮沸后，以小火煎成 200 毫升，滤取出药汁在煮好的药汁中加入薏苡仁、红枣，以大火煮开，再转入小火熬煮成粥，加入适当的调味料即可。

【功效】　健脾益气，祛湿利水。

（2）五苓粥

【原料】　泽泻 12 克，茯苓、猪苓、白术各 9 克，桂枝 6 克，粳米 100 克。

【制作】　先取茯苓等 5 味中药于砂锅内煎煮，沸后文火保持 30 分钟，过滤去渣留汁，备用。再取粳米淘洗干净，加水熬煮至八九分熟烂，加入上述备用之药汁，继续熬煮至熟烂，即可。

【功效】　利水渗湿，温阳化气。

（3）海带苡仁蛋汤

【原料】　海带、薏苡仁各 30 克，鸡蛋 3 个，盐、猪油、味精及胡椒粉适量。

【制作】　海带洗净，切条状，薏苡仁洗净，加水，共放入高压锅内将海带、薏苡仁炖至极烂，连汤备用。将锅置旺火上，放猪油适量，将打匀的鸡蛋炒熟，随即将海带、薏苡仁连汤倒入，加盐、胡椒粉适量，临起锅时加味精。

【功效】　强心，利湿，活血，软坚。

2. 可用药茶方案[4]

双红茶（验方）

【原料】　红糖、红枣各 60 克，老姜 15 克，马兰头根 1 把。

【制作】　水煎。

【用法】　代茶饮，饮至经来为止。

【功效】　活血化瘀。

3. 可用膏方方案

（1）养血通经膏

【原料】　丹参 50 克，益母草 30 克，半夏 10 克，三棱 10 克，莪术 10 克，白酒适量。

【用法】　外用。用时取药膏 30 克，外敷于双手心劳宫穴和肚脐上。上盖敷料，胶布固定。每日换药 1 次，1 个月为 1 疗程。

【功效】　养血活血，化痰通经[38]。

（2）化痰除湿膏

【原料】　中药煎剂：法半夏 100 克，橘红 100 克，桔梗 100 克，枳实 100 克，熟大黄 50 克，川芎 60 克，炒白芍 100 克，茯苓 100 克，炙甘草 30 克，黄芩 100 克，苍术 100 克，神曲 100 克，山楂 100 克，浙贝母 100 克，竹茹 100 克，佛手 100 克，香橼 100 克，制南星 60 克，泽泻 150 克，荷叶 100 克，姜黄 100 克，制首乌 150 克，黄芪 100 克，党参 100 克，炒白术 100 克，白扁豆 100 克，怀山药 100 克，莲子肉 100 克，薏苡仁 200 克,广木香 100 克。胶类药:阿胶 200 克。调味药:冰糖 250 克。

【用法】 温水兑服,1 次 1 匙(约 15 毫升/匙),第 1 周早饭前空腹服用 1 次,从第 2 周起,早饭前、晚睡前各服用 1 次。

【功效】 化痰除湿[5]。

4. 注意事项

饮食调养不能代替药物,如有不适请寻求专业医生帮助。

(三)情志起居[2]

(1)情志调摄

日常生活中保持平和的心态,宜多参加社会活动,培养广泛的兴趣爱好,宜欣赏激进、振奋的音乐。

(2)起居调摄

生活起居顺应一年四季气候特点,居住环境宜干燥,不宜潮湿。穿衣面料以棉、麻、丝等透气散湿的天然纤维为佳,尽量保持宽松,有利于汗液蒸发,祛除体内湿气。起居宜规律,保证充足睡眠,劳逸相结合,根据气候变化适时增减衣物。

(四)运动保健

气虚痰湿兼夹血瘀状态的人群应尽量避免在炎热和潮湿的环境中锻炼,同时避免运动量大、需要爆发力的运动。可根据自身情况循序渐进,坚持长期规律的有氧运动,如八段锦、五禽戏、太极拳、慢跑、乒乓球、羽毛球、网球、爬山等运动。可反复练习八段锦的"调理脾胃须单举"和五禽戏的"熊戏"[27]。

注意事项

若出现呼吸困难、眩晕、乏力、面色发白、大汗淋漓不止、胸闷、心胸刺痛等不适症状时,请立即停止运动,并前往最近的医院就诊,或拨打 120 急救。

(五)针灸推拿[8]

常用穴位有气海、关元、足三里、太渊、丰隆、天枢、膈俞、血海、膻中等。

(1)气海

【位置】 在前正中线,脐下 1.5 寸。

【操作方法】 以右掌心紧贴气海,顺时针方向按摩 100~200 次,再换以左掌心逆时针方向按摩 100~200 次,以按摩至有热感为度。

(2)关元

【位置】 位于前正中线上,脐中下方 3 寸。

【操作方法】 双手交叉重叠置于关元上,稍用力,快速、小幅度地上下推动,以局部酸胀为度。

(3)足三里

【位置】 在小腿外侧,外膝眼下 3 寸,胫骨前 1 横指处,左右各一穴。简便取穴:

把手掌按在同侧膝盖上，手心正对膝盖骨，四指略分开，无名指指尖下便是足三里穴。

【操作方法】 食指尖点压按摩，或拇指或中指按压轻揉，以局部酸胀为度。

（4）太渊

【位置】 位于腕掌侧横纹桡侧，桡动脉搏动处，左右各一穴。

【操作方法】 用拇指指腹按揉，力度以稍有疼痛感为宜。老年人按摩动作要轻柔，至穴位酸胀为度。

（5）丰隆

【位置】 位于小腿前外侧，外踝尖上8寸，距胫骨前缘两横指。左右各一穴。

【操作方法】 拇指或中指按揉，每次按揉5分钟，每天2次，左右交替按揉，按揉时以有酸、麻、胀的感觉为度。

（6）天枢

【位置】 位于腹部，在肚脐两侧2寸处。左右各一穴。

【操作方法】 双手交叉重叠置于天枢上，稍用力，快速、小幅度地上下推动，以局部酸胀为度。

（7）膈俞

【位置】 位于背部，第7胸椎棘突下，旁开1.5寸。左右各一穴。简便取穴：背过手，摸到肩胛骨和脊椎骨之间的凹陷，就是膈俞穴。

【操作方法】 拇指或中指按揉，每次按揉5分钟，每天2次，左右交替按揉，按揉时以有酸、麻、胀的感觉为度。

（8）血海

【位置】 位于大腿内侧，屈膝，在髌骨底内侧缘上2寸，股四头肌内侧头的隆起处。

【操作方法】 拇指或中指按揉，每次按揉5分钟，每天2次，左右交替按揉，按揉时以有酸、麻、胀的感觉为度。

（9）膻中

【位置】 位于前正中线，两乳头连线的中点。

【操作方法】 拇指或中指的指腹按揉，每次10秒，6次为1遍，每天3～5遍。按揉时以稍有疼痛感为宜，老年人动作要轻柔。

注意事项

在进行穴位疗法时，需要选择正规的医疗机构，严格遵守操作规范和注意事项，以免出现不必要的风险。

二十六、气虚湿热兼夹血瘀状态

（一）状态特征

气虚湿热兼夹血瘀状态的人群形体多肥胖浮肿，常表现为少气懒言，精神萎靡，倦怠乏力、头晕目眩，肢体麻木滞涩或有刺痛，口黏乏味，嗳腐吞酸，腹胀纳呆，便秘或黏腻，小便短赤，舌红苔黄腻，舌面有瘀点、瘀斑，脉弦或涩[11, 30]。

（二）饮食调养

气虚湿热兼夹血瘀状态的人群在正常饮食的基础上，宜多食用健脾益气活血、清利化湿的食物，如小米、南瓜、胡萝卜、山药、大枣、香菇、莲子、扁豆、黄豆、豆腐、蜂蜜、鸡肉、鸡蛋、鹌鹑蛋、绿茶、芹菜、木瓜、黄瓜、苦瓜、西瓜、冬瓜、薏苡仁、赤小豆、马齿苋、藕等[23]。尽量少吃或不吃空心菜、槟榔、生萝卜等耗气的食物，不宜多食生冷苦寒、辛辣燥热的食物[8]。

1. 可用食疗方案[4]

（1）金银花水鸭汤

【原料】 金银花 9 克，生地 6 克，水鸭 1 只，猪瘦肉 250 克，生姜 2～3 片。

【制作】 金银花、生地洗净，稍浸泡；水鸭宰净，去肠杂、尾巴部，洗净砍件；猪瘦肉洗净，不用刀切。然后将所有原料与生姜一起放进瓦煲内，加入清水 3000 毫升（约 12 碗水量），先用武火煲沸，再改为文火煲 3 小时，调入适量食盐和生油便可。

【功效】 清热利湿。

（2）白果扁豆猪肚汤

【原料】 白果 15 颗，扁豆、薏苡仁各 30 克，胡椒 15 颗，猪肚（即猪胃）1 个，猪瘦肉 50 克，生姜 4 片。

【制作】 白果去壳，洗净；猪瘦肉洗净，不必刀切；扁豆、薏苡仁洗净，稍浸泡；胡椒稍打碎；猪肚翻开，用刀刮去内膜，冲洗，涂上豆粉后再洗一遍，再冲洗，用食盐洗擦，再放水冲洗干净，切为条状块。然后各原料与生姜一起放进瓦煲内，加入清水 3000 毫升（约 12 碗水量），先用武火煲沸，再改用文火煲 2～3 小时，调入适量食盐和少许生油便可。

【功效】 补气健脾，祛湿消肿，滋阴补肾。

（3）六味红枣粥

【原料】 大米 60 克，银柴胡 10 克，马齿苋 25 克，赤芍 10 克，延胡索 10 克，大枣 10 枚，山楂条 10 克，白砂糖 10 克。

【制作】 银柴胡、马齿苋、赤芍、延胡索加水 10 升，武火烧开，文火煮 30 分钟，弃药留汁，以药汁煮大米、大枣至粥熟，加山楂条、白砂糖调匀。

【用法】 顿服。

【功效】 清热除湿，化瘀止痛。

2. 可用药茶方案

甘蔗白藕汁

【原料】 鲜甘蔗、白藕各 500 克。

【制作】 鲜甘蔗洗净去皮，切碎绞汁；白藕去节洗净，切碎，以甘蔗汁浸半日后绞汁。

【用法】 1 日内 3 次服完。

【功效】 清热泻火，凉血散瘀。

3. 可用膏方方案

（1）补肾化湿活血膏

【原料】 阿胶 400 克，谷芽、麦芽、白芍、山药各 500 克，煅龙骨、煅牡蛎、焦山楂、焦神曲、党参、川续断各 300 克，制首乌、干地龙、潼蒺藜、白蒺藜、菟丝子、桑寄生各 200 克，制香附、地骨皮、大青叶各 150 克，川芎、怀牛膝、生地黄、广木香、陈皮、白术、山萸肉、白薇、炒当归、生黄芪、丹参、丹皮、白僵蚕、车前草、钩藤、牛蒡子、桔梗、杜仲各 100 克，赤芍 80 克，甘草 60 克，五味子 50 克，砂仁 10 克。

【用法】 每次 15~30 毫升，1 日两次。

【功效】 补肾健脾，理气化湿，滋阴清热，养血活血。

（2）益气祛湿活血膏

【原料】 炙黄芪 150 克，炒党参 120 克，炒白术 100 克，炙桂枝 50 克，茯苓 100 克，炒山药 150 克，炒赤白芍各 150 克，炒当归 100 克，炒川芎 60 克，炒丹参 150 克，炒杜仲 150 克，炒川断 150 克，制狗脊 150 克，怀牛膝 100 克，红藤 300 克，益母草 150 克，忍冬藤 300 克，鹿角霜 100 克，炒黄柏 60 克，炒川楝子 100 克，台乌药 50 克，麦冬 100 克，夜交藤 300 克，炒枣仁 150 克，焦山楂 150 克，陈皮 60 克，广藿香 60 克，炒麦芽 100 克，甘草 60 克，阿胶 150 克，龟甲胶 150 克，饴糖 500 克，黄酒 250 克。

【用法】 每中晚饭后沸水冲饮一匙。

【功效】 补中益气，健脾祛湿，养血活血。

4. 注意事项

饮食调养不能代替药物，如有不适请寻求专业医生帮助。

（三）情志起居[6]

（1）情志调摄

要保持快乐平稳的心情，适合听节奏欢快、曲调悠扬的音乐。

（2）起居调摄

提倡劳逸结合，不要过度劳动。居室宜干燥、通风良好，避免居处潮热，可在室内用除湿器或空调改善湿、热的环境。平时应避免出汗后吹风，坐卧休息要避开门缝、窗缝，以免受凉。居住的卧室环境应采用明亮的暖色调。睡前避免服用咖啡等饮料，不宜吸烟饮酒。保持二便通畅，防止湿热积聚。

（四）运动保健

气虚湿热兼夹血瘀状态的人群适合运动量小且较和缓的项目，可逐渐加大，循序渐进，如八段锦、五禽戏、太极拳、太极剑、散步、慢跑、健身操、瑜伽等，可反复练习八段锦的"双手托天理三焦""左右开弓似射雕""五劳七伤往后瞧""调理脾胃须单举"和五禽戏的"熊戏"[27]。

注意事项

不宜做强度过大、出汗过多、用力过猛的运动，若出现呼吸困难、眩晕、乏力、面色发白、大汗淋漓不止、胸闷、心胸刺痛等不适症状时，请立即停止运动，并前往最近的医院就诊，或拨打 120 急救。

（五）针灸推拿[8]

常用穴位有气海、关元、足三里、太渊、合谷、八髎穴、膈俞、血海、膻中等。

（1）气海

【位置】　在前正中线，脐下 1.5 寸。

【操作方法】　以右掌心紧贴气海，顺时针方向按摩 100～200 次，再换以左掌心逆时针方向按摩 100～200 次，以按摩至有热感为度。

（2）关元

【位置】　位于前正中线上，脐中下方 3 寸。

【操作方法】　双手交叉重叠置于关元上，稍用力，快速、小幅度地上下推动，以局部酸胀为度。

（3）足三里

【位置】　在小腿外侧，外膝眼下 3 寸，胫骨前 1 横指处，左右各一穴。简便取穴：把手掌按在同侧膝盖上，手心正对膝盖骨，四指略分开，无名指指尖下便是足三里穴。

【操作方法】　食指尖点压按摩，或拇指或中指按压轻揉，以局部酸胀为度。

（4）太渊

【位置】　位于腕掌侧横纹桡侧，桡动脉搏动处，左右各一穴。

【操作方法】　用拇指指腹按揉，力度以稍有疼痛感为宜。老年人按摩动作要轻柔，至穴位酸胀为度。

（5）合谷

【位置】　在手背，第 1、2 掌骨间，第 2 掌骨桡侧中点处，即通常说的虎口处。

【操作方法】　拇指按揉，每次按揉 2～3 分钟，按揉时以有酸、麻、胀的感觉为宜。

（6）八髎穴

【位置】　位于骶椎，分上髎、次髎、中髎和下髎，左右共八个穴位，分别在第 1、2、3、4 骶后孔中，合称"八髎穴"。

【操作方法】　用拇指依次从上髎穴开始往下按揉，每次约 15 分钟，以有酸、麻、胀的感觉为度。

（7）膈俞

【位置】　位于背部，第 7 胸椎棘突下，旁开 1.5 寸。左右各一穴。简便取穴：背过手，摸到肩胛骨和脊椎骨之间的凹陷，就是膈俞穴。

【操作方法】　拇指或中指按揉，每次按揉 5 分钟，每天 2 次，左右交替按揉，按揉时以有酸、麻、胀的感觉为度。

（8）血海

【位置】　位于大腿内侧，屈膝，在髌骨底内侧缘上 2 寸，股四头肌内侧头的隆起处。

【操作方法】　拇指或中指按揉，每次按揉 5 分钟，每天 2 次，左右交替按揉，按揉时以有酸、麻、胀的感觉为度。

（9）膻中

【位置】 位于前正中线，两乳头连线的中点。

【操作方法】 拇指或中指的指腹按揉，每次 10 秒，6 次为 1 遍，每天 3～5 遍。按揉时以稍有疼痛感为宜，老年人动作要轻柔。

注意事项

在进行穴位疗法时，需要选择正规的医疗机构，严格遵守操作规范和注意事项，以免出现不必要的风险。

二十七、阳虚痰湿兼夹血瘀状态

（一）状态特征

阳虚痰湿兼夹血瘀状态的人群常表现为形体肥胖，面浮肢肿，面色淡白或青灰，嘴唇发绀，少气懒言，气短喘促，心慌心悸，或畏寒怕冷，手足不温，心胸憋闷疼痛，肢端麻木青紫，食欲一般，易困倦，便溏，舌淡红，有瘀点或瘀斑，苔白腻，脉沉涩或濡细[11, 30]。

（二）饮食调养

阳虚痰湿兼夹血瘀状态的人群在正常饮食的基础上，可食用一些有助阳化气、化痰祛湿、行血散瘀等作用的食物，比如牛肉、韭菜、蜂胶、香菜、枇杷、橘子、杏仁、橘红、山楂、薏仁米、柠檬、川贝、油菜、番木瓜等。少吃滋阴食物，如木耳、甲鱼、枸杞子等，少吃海鲜以免助火生痰，身体虚弱的少吃寒凉食品。避免过饱，忌生冷、辛辣、肥甘[2]。

1. 可用食疗方案[4]

（1）附苓粥

【原料】 制附片 5 克，茯苓 20 克，桂枝 6 克，粳米 100 克。

【制作】 将制附片，桂皮，茯苓用布包煎取汁，入粳米煮粥。

【功效】 温肾健脾，化气行水。

（2）锁阳羊肉粥

【原料】 河西锁阳 10 克，羊肉、粳米各 100 克。葱、生姜、精盐各适量。

【制作】 羊肉洗净，剁细；粳米、葱、姜洗净，葱切段，姜切片，备用。先将锁阳加水，煎煮成汁。再将锁阳汁与羊肉、粳米和葱段、姜片一同放入锅内煮成粥。最后加入适量精盐调味即可。

【功效】 温阳补肾、益气健脾、益精养血、润肠通便。

（3）黄土封煨七星鱼

【原料】 七星鱼 1 条（1000 克左右），大蒜 250 克，黄酒、米醋适量。

【制作】 鱼去内脏，留肝，洗净；蒜去皮放入鱼腹和口腔内，淋入黄酒、米醋各 1 匙，用线缝好鱼腹，扎紧鱼头，用三层湿纸糊住全鱼；黄泥拌匀将鱼全部糊封，泥厚约0.5厘米，埋入柴草灰中煨2～3小时，待鱼熟取出，去掉泥纸，晾凉。

【用法】　分4次，于饭前1小时食用，2日服完，淡食。

【功效】　补脾益肝，除湿利水，消肿祛瘀，清热解毒。

2. 可用药茶方案[4]

羊乳饮

【原料】　羊奶250克，竹沥水15克，蜂蜜20克，韭菜汁10克。

【制作】　羊奶煮沸后，加竹沥水、蜂蜜、韭菜汁后，再煮沸。

【功效】　豁痰涎，化瘀血。

3. 可用膏方方案[20]

（1）温阳通脉膏（颜德馨膏方）

【原料】　中药煎剂：野山参30克，淡附片150克，桂枝150克，柴胡90克，赤芍90克，白芍90克，当归90克，川芎90克，炒枳壳90克，桔梗60克，怀牛膝60克，红花90克，生地黄300克，桃仁90克，生甘草90克，生蒲黄150克，醋五灵脂90克，炙乳香45克，炙没药45克，延胡索90克，煨金铃子90克，苏木90克，降香24克，九香虫24克，黄芪300克，紫丹参150克，制香附90克，白芥子90克，法半夏120克，小青皮60克，茯苓120克，广郁金90克，百合90克，炙远志90克，酸枣仁150克，磁石300克，全瓜蒌120克，薤白100克，木香45克，苍术120克，白术120克。胶类药：鹿角胶150克。调味药：麦芽糖500克。

【用法】　温水兑服，1次1匙（约15毫升/匙），第1周早饭前空腹服用1次，从第2周起，早饭前、晚睡前各服用1次。

【功效】　温阳健脾，活血通络，化痰平喘。

（2）活血通痹膏（吴晋兰膏方）

【原料】　中药煎剂：熟地黄300克，赤芍300克，白芍300克，当归300克，川芎200克，骨碎补150克，川续断150克，狗脊200克，桑寄生300克，杜仲300克，枸杞子300克，菟丝子300克，伸筋草300克，木瓜200克，桂枝200克，威灵仙150克，鸡血藤300克，炒党参300克，茯苓300克，炒白术300克，苍术300克，红花200克，红枣250克，陈皮100克，炙甘草100克。胶类药：阿胶250克，龟板胶250克。调味药：冰糖500克。

【用法】　温水兑服，1次1匙（约15毫升/匙），第1周早饭前空腹服用1次，从第2周起，早饭前、晚睡前各服用1次。

【功效】　祛风化湿，补肾通络。

4. 注意事项

饮食调养不能代替药物，如有不适请寻求专业医生帮助。

（三）情志起居[6]

（1）情志调摄

怡情放怀，保持精神愉悦，才能使体内气血阴阳流畅，防止病情的复发。

（2）起居调摄

多晒太阳，尤其是冬季的中午，晒太阳时不要戴帽子。坚持睡前热水泡脚以刺激足部穴位，促进气血运行。手脚经常冰冷之人可先用热水淋浴，身上暖和后，再用冷水冲10 秒，交替 5 次，能促进血液循环。

（四）运动保健

阳虚痰湿兼夹血瘀的人群适合做强度较小、循序渐进的运动，如太极拳、八段锦、散步、慢跑、健身操、瑜伽等。避免在潮湿阴冷的环境下运动，可在午后阳光充足的室外或温度适宜的室内做有氧运动，调动人体阳气运行，强身健体。可反复练习八段锦的"调理脾胃须单举""五劳七伤往后瞧""背后七颠百病消"和五禽戏的"熊戏""虎戏""猿戏"[27]。

注意事项

若出现呼吸困难、眩晕、乏力、面色发白、大汗淋漓不止、胸闷、心胸刺痛等不适症状时，请立即停止运动，并前往最近的医院就诊，或拨打 120 急救。

（五）针灸推拿[8]

常用穴位有神阙、气海、大椎、中极、丰隆、天枢、膈俞、血海、膻中等。

（1）神阙

【位置】 在腹部，肚脐中央。

【操作方法】 常用艾灸，具体方法如下：用湿纸巾或湿纱布包裹适量炒过的粗盐盖在肚脐上，再取 2～3 mm 厚的生姜一片覆盖其上，扎上小孔以便透热，用艾炷或者艾条施灸。

（2）气海

【位置】 在前正中线，脐下 1.5 寸。

【操作方法】 以右掌心紧贴气海，顺时针方向按摩 100～200 次，再换以左掌心逆时针方向按摩 100～200 次，以按摩至有热感为度。

（3）大椎

【位置】 位于后颈部，第 7 颈椎棘突下凹陷中。

【操作方法】 先将双手掌心来回搓 1 分钟至发热，然后迅速按到大椎上，接着沿背部正中线以大椎为中心上下搓动，使热力向下渗透，使大椎穴局部发热发烫，并向四周发散。

（4）中极

【位置】 位于腹部，前正中线，脐下 4 寸。

【操作方法】 双手交叉重叠于中极上，稍用力、快速、小幅度地上下推动，以局部酸胀为度。

（5）丰隆

【位置】 位于小腿前外侧，外踝尖上 8 寸，距胫骨前缘两横指。左右各一穴。

【操作方法】 拇指或中指按揉，每次按揉 5 分钟，每天 2 次，左右交替按揉，按揉时以有酸、麻、胀的感觉为度。

（6）天枢

【位置】 位于腹部，在肚脐两侧 2 寸处。左右各一穴。

【操作方法】 双手交叉重叠置于天枢上，稍用力，快速、小幅度地上下推动，以局部酸胀为度。

（7）膈俞

【位置】 位于背部，第 7 胸椎棘突下，旁开 1.5 寸。左右各一穴。简便取穴：背过手，摸到肩胛骨和脊椎骨之间的凹陷，就是膈俞穴。

【操作方法】 拇指或中指按揉，每次按揉 5 分钟，每天 2 次，左右交替按揉，按揉时以有酸、麻、胀的感觉为度。

（8）血海

【位置】 位于大腿内侧，屈膝，在髌骨底内侧缘上 2 寸，股四头肌内侧头的隆起处。

【操作方法】 拇指或中指按揉，每次按揉 5 分钟，每天 2 次，左右交替按揉，按揉时以有酸、麻、胀的感觉为度。

（9）膻中

【位置】 位于前正中线，两乳头连线的中点。

【操作方法】 拇指或中指的指腹按揉，每次 10 秒，6 次为 1 遍，每天 3～5 遍。按揉时以稍有疼痛感为宜，老年人动作要轻柔。

注意事项

在进行穴位疗法时，需要选择正规的医疗机构，严格遵守操作规范和注意事项，以免出现不必要的风险。

二十八、阴血亏虚兼夹血瘀状态

（一）状态特征

阴血亏虚兼夹血瘀状态的人群常表现为形体消瘦，面色萎黄或晦暗或有褐斑，低热颧红，头晕目眩，健忘，肢体麻木，或月经出血夹块，色紫暗，易脱发，大便不爽或便秘，舌红苔少，舌下络脉紫暗或增粗，脉细涩[11, 30]。

（二）饮食调养

阴血亏虚兼夹血瘀状态的人群在正常饮食的基础上，宜多食甘凉滋润、调畅气血、活血化瘀的食物，如百合、莲子、黑芝麻、黑木耳、甘蔗、银耳、桂圆、桑椹、胡萝卜、荸荠、蜂蜜、海蜇、燕窝、蛋黄、动物肝脏、鸡、鹌鹑、猪肉、鱼，以及各种深绿色蔬菜和红色蔬菜[37]。少吃寒凉、辛辣的食物，同时注意控制脂肪的摄入，女性月经期间慎用活血类食物[24]。

1. 可用食疗方案[4]

（1）鸡血藤煲鸡蛋

【原料】　鸡血藤 30 克，鸡蛋 2 个。

【制作】　鸡血藤、鸡蛋加水同煮，蛋熟去壳再煮片刻。加白糖调味。

【功效】　滋阴清热，养血调经。

（2）归芪补血乌鸡汤

【原料】　当归、黄芪各 25 克，乌鸡 1 只，盐少许。

【制作】　将乌鸡洗净剁块，放入沸水汆烫、捞起。乌鸡块和当归、黄芪一起入锅，加 800 毫升水，以大火煮开，再转小火续炖 25 分钟。加盐调味即成。

【功效】　补血活血。

（3）海带猴头药汤

【原料】　熟地 15 克，当归 12 克，桃仁 9 克，红花 6 克，海带 20 克，猴头蕈 30 克，调料适量。

【制作】　将前 4 药水煎去渣，入海带、猴头蕈煮熟，加调料调味。饮汤食海带、猴头蕈。

【功效】　滋阴养血，散结行瘀。

2. 可用药茶方案[4]

玉楂冲剂

【原料】　玉竹、山楂各 500 克，糖粉、白糊精各适量。

【制作】　山楂水煎 2 次，每次 15 分钟；玉竹水煎 2 次，每次 30 分钟；合并二液，沉淀，取上清液，浓缩成清膏；入 3 倍的糖水，1 倍量的白糊精，搅匀，制颗粒，干燥，过筛。

【用法】　每次服 22 克，开水冲服，1 日 3 次。

【功效】　滋阴，活血、通脉。

3. 可用膏方方案[4]

（1）百合桑椹膏

【原料】　百合 45 克，桑椹 30 克，当归 15 克，冰糖 100 克。

【用法】　每日服 2～3 次，开水冲服。

【功效】　滋阴补血，清心安神。

（2）归芪杞子膏

【原料】　黄芪 300 克，当归 150 克，枸杞子 150 克，粳米适量。

【用法】　清晨或早、晚分服。

【功效】　滋阴，养血，活血。

4. 注意事项

饮食调养不能代替药物，如有不适请寻求专业医生帮助。

（三）情志起居[6]

（1）情志调摄

宜培养自己的耐性，可听音乐、赏戏剧，观赏幽默的相声或哑剧，使心情放松。劳逸结合，怡养情志，振奋精神。宜欣赏曲调轻柔、舒缓的音乐。

（2）起居调摄

避免熬夜及在高温酷暑下工作，节制房事，勿吸烟。注意防晒，保持皮肤湿润。适当参加运动锻炼。穿衣面料以棉、麻、丝等天然纤维为佳，尽量保持宽松舒适。

（四）运动保健

阴血亏虚兼夹血瘀状态的人群不宜进行剧烈运动，宜选择活动量小的运动方式，以免出汗过多，损伤阴液，如八段锦、五禽戏、太极拳、散步、慢跑、静坐等，以强壮身体、补充血气，以"不感劳累"为原则。每周运动至少 5 次，每次持续 30 分钟。可反复练习易筋经的"卧虎扑食势"和五禽戏的"虎戏""鹿戏"[27]。

注意事项

若出现呼吸困难、眩晕、乏力、面色发白、大汗淋漓不止、胸闷、心胸刺痛等不适症状时，请立即停止运动，并前往最近的医院就诊，或拨打 120 急救。

（五）针灸推拿[8]

常用穴位有三阴交、太溪、照海、足三里、气海、血海、膈俞、膻中等。

（1）三阴交

【位置】 位于小腿内侧，内踝尖上 3 寸，胫骨内侧缘后方。左右各一穴。

【操作方法】 拇指或中指按揉，每次按揉 5 分钟，每天 2 次，左右交替按揉，按揉时应有酸胀、发热的感觉。因有催产作用，孕妇忌揉。

（2）太溪

【位置】 在足内侧，内踝后方，内踝尖与跟腱之间的中点凹陷处。左右各一穴。

【操作方法】 拇指或中指按揉，每次按揉 5 分钟，左右交替按揉，按揉时应有酸胀、发热的感觉。

（3）照海

【位置】 位于足内侧，内踝尖下方凹陷处。左右各一穴。

【操作方法】 拇指或中指按揉，每次按揉 10 分钟，每天 2 次，左右交替按揉，按揉时应有酸胀、发热的感觉。

（4）足三里

【位置】 在小腿外侧，外膝眼下 3 寸，胫骨前 1 横指处，左右各一穴。简便取穴：把手掌按在同侧膝盖上，手心正对膝盖骨，四指略分开，无名指指尖下便是足三里穴。

【操作方法】 食指尖点压按摩，或拇指或中指按压轻揉，以局部酸胀为度。

（5）气海

【位置】 在前正中线，脐下 1.5 寸。

【操作方法】 以右掌心紧贴气海，顺时针方向按摩 100～200 次，再换以左掌心逆时针方向按摩 100～200 次，以按摩至有热感为度。

（6）血海

【位置】 位于大腿内侧，屈膝，在髌骨底内侧缘上 2 寸，股四头肌内侧头的隆起处。

【操作方法】 拇指或中指按揉，每次按揉 5 分钟，每天 2 次，左右交替按揉，按揉时以有酸、麻、胀的感觉为度。

（7）膈俞

【位置】 位于背部，第 7 胸椎棘突下，旁开 1.5 寸。左右各一穴。简便取穴：背过手，摸到肩胛骨和脊椎骨之间的凹陷，就是膈俞穴。

【操作方法】 拇指或中指按揉，每次按揉 5 分钟，每天 2 次，左右交替按揉，按揉时以有酸、麻、胀的感觉为度。

（8）膻中

【位置】 位于前正中线，两乳头连线的中点。

【操作方法】 拇指或中指的指腹按揉，每次 10 秒，6 次为 1 遍，每天 3～5 遍。按揉时以稍有疼痛感为宜，老年人动作要轻柔。

注意事项

在进行穴位疗法时，需要选择正规的医疗机构，严格遵守操作规范和注意事项，以免出现不必要的风险。

二十九、阴虚湿热兼夹血瘀状态

（一）状态特征

阴虚湿热兼夹血瘀状态的人群常表现为形体偏瘦，面色晦暗或有瘀斑，肢体困重，低热盗汗，午后颧红，口苦口腻，五心烦热，健忘易怒，易脱发，失眠多梦，纳差，大便不爽或便秘，小便淋涩灼痛，舌红苔黄腻，舌下络脉紫暗或增粗，脉细滑数或细涩[11, 30]。

（二）饮食调养

阴虚湿热兼夹血瘀状态的人群主要遵循低盐、低脂肪饮食，宜选用甘凉滋润、清热化湿、调畅气血的食物，如百合、新鲜莲藕、小麦、大麦、荞麦、粟米、薏苡仁、菊花茶、绿茶、蛤蜊、泥鳅、海带、冬瓜等。少食温燥、辛辣的食物[2]。

1. 可用食疗方案[4]

（1）泽兰炖鳖

【原料】 泽兰 10～15 克，鳖 1 只，生姜 2～3 片。

【制作】 先用热水烫鳖，使其排尿，切开去肠脏；泽兰研末，纳入鳖腹内部（甲与肉同用），然后与生姜一起放进炖盅内，加入适量的冷开水，隔水炖约 2.5 小时，调入适量食盐和生油，稍炖片刻便可。

【功效】　滋阴活血利水。

（2）川芎牛膝炖鱼头

【原料】　川芎 15 克，牛膝 10 克，鳙鱼头 1 个（约 200 克），生姜、葱、食盐、料酒各适量。

【制作】　将川芎洗净，切片；牛膝洗净；鱼头去鳃，洗净。将药物、鱼头放入铝锅中，加生姜、葱、食盐、料酒、水各适量。将铝锅置武火上烧沸，再用文火炖熟即成。食用时加味精少许。

【功效】　滋阴活血利湿。

（3）丹参粥

【原料】　丹参 30 克，糯米 50 克，红枣 3 枚，红糖少许。

【制作】　丹参加水煎汤，去渣后入糯米、红枣、红糖煮粥。

【用法】　温热食，1 日 2 次，10 天为 1 疗程，隔 3 天再服。

【功效】　活血化瘀，凉血消痈。

2. 可用药茶方案[4]

二鲜饮

【原料】　鲜藕、鲜茅根各 120 克。

【制作】　鲜藕切成片，鲜茅根切碎。武火煮沸，文火煮 30 分钟，取汁饮。

【功效】　养阴清热，止血化瘀。

3. 可用膏方方案

（1）**滋阴通脉膏（杨少山膏方）**[37]

【原料】　中药煎剂：生地 150 克，熟地 150 克，玄参 100 克，麦冬 100 克，赤芍 150 克，白芍 150 克，炙甘草 50 克，太子参 300 克，炒冬术 100 克，茯苓 150 克，炒天虫 100 克，川石斛 150 克，丹参 150 克，怀牛膝 150 克，炒杜仲 300 克，延胡索 150 克，炒狗脊 150 克，白蒺藜 150 克，明天麻 100 克，枸杞子 500 克，钩藤 150 克，络石藤 150 克，丝瓜络 150 克，当归 100 克，佛手 60 克，川芎 60 克，绿梅花 100 克，北沙参 300 克，玫瑰花 30 克，炒谷芽 150 克，炒麦芽 150 克，炙鳖甲 150 克。胶类药：龟板胶 250 克，阿胶 250 克。调味药：胡桃肉粉 250 克，红枣粉 250 克，木糖醇 500 克。

【用法】　温水兑服，1 次 1 匙（约 15 毫升/匙），第 1 周早饭前空腹服用 1 次，从第 2 周起，早饭前、晚睡前各服用 1 次。

【功效】　滋阴清热，活血通络。

（2）**两地膏**[4]

【原料】　生地、地骨皮各 30 克，玄参、麦冬、白芍各 15 克，阿胶 30 克，白蜜 40 毫升。

【用法】　每次服 20 毫升，1 日 3 次。

【功效】　滋阴养血，清虚热。

4. 注意事项

饮食调养不能代替药物，如有不适请寻求专业医生帮助。

（三）情志起居[6]

（1）情志调摄

宜培养自己的耐性，可在安静的环境中练习书法、绘画等，尽量减少与人争执、动怒。宜欣赏曲调轻柔、舒缓的音乐。

（2）起居调摄

居住环境宜安静，睡好"子午觉"。居室宜干燥、通风良好，避免居处潮热，可在室内用除湿器或空调改善湿、热的环境。避免熬夜及在高温酷暑下工作，节制房事，勿吸烟。注意防晒，保持皮肤湿润。睡前避免服用咖啡等饮料，不宜吸烟饮酒。保持二便通畅，防止湿热积聚。

（四）运动保健

阴虚湿热兼夹血瘀状态的人群耐冬不耐夏，故运动时应避免在烈日或高温处锻炼，锻炼时要控制出汗量，及时补充水分。适合进行中小强度、间断的、动静相结合的锻炼形式，如八段锦、五禽戏、太极拳、易筋经、六字诀以及乒乓球等。每周至少3次，每次持续30分钟以上。可反复练习八段锦的"调理脾胃须单举""攒拳怒目增气力"和五禽戏的"熊戏"[27]。

注意事项

若出现呼吸困难、眩晕、乏力、面色发白、大汗淋漓不止、胸闷、心胸刺痛等不适症状时，请立即停止运动，并前往最近的医院就诊，或拨打120急救。

（五）针灸推拿[8]

常用穴位有三阴交、太溪、照海、合谷、八髎穴、膈俞、血海、膻中等。

（1）三阴交

【位置】 位于小腿内侧，内踝尖上3寸，胫骨内侧缘后方。左右各一穴。

【操作方法】 拇指或中指按揉，每次按揉5分钟，每天2次，左右交替按揉，按揉时应有酸胀、发热的感觉。因有催产作用，孕妇忌揉。

（2）太溪

【位置】 在足内侧，内踝后方，内踝尖与跟腱之间的中点凹陷处。左右各一穴。

【操作方法】 拇指或中指按揉，每次按揉5分钟，左右交替按揉，按揉时应有酸胀、发热的感觉。

（3）照海

【位置】 位于足内侧，内踝尖下方凹陷处。左右各一穴。

【操作方法】 拇指或中指按揉，每次按揉10分钟，每天2次，左右交替按揉，按揉时应有酸胀、发热的感觉。

（4）合谷

【位置】 在手背，第1、2掌骨间，第2掌骨桡侧中点处，即通常说的虎口处。

【操作方法】 拇指按揉，每次按揉2~3分钟，按揉时以有酸、麻、胀的感觉为宜。

（5）八髎穴

【位置】 位于骶椎，分上髎、次髎、中髎和下髎，左右共八个穴位，分别在第1、2、3、4骶后孔中，合称"八髎穴"。

【操作方法】 用拇指依次从上髎穴开始往下按揉，每次约15分钟，以有酸、麻、胀的感觉为度。

（6）膈俞

【位置】 位于背部，第7胸椎棘突下，旁开1.5寸。左右各一穴。简便取穴：背过手，摸到肩胛骨和脊椎骨之间的凹陷，就是膈俞穴。

【操作方法】 拇指或中指按揉，每次按揉5分钟，每天2次，左右交替按揉，按揉时以有酸、麻、胀的感觉为度。

（7）血海

【位置】 位于大腿内侧，屈膝，在髌骨底内侧缘上2寸，股四头肌内侧头的隆起处。

【操作方法】 拇指或中指按揉，每次按揉5分钟，每天2次，左右交替按揉，按揉时以有酸、麻、胀的感觉为度。

（8）膻中

【位置】 位于前正中线，两乳头连线的中点。

【操作方法】 拇指或中指的指腹按揉，每次10秒，6次为1遍，每天3～5遍。按揉时以稍有疼痛感为宜，老年人动作要轻柔。

注意事项

在进行穴位疗法时，需要选择正规的医疗机构，严格遵守操作规范和注意事项，以免出现不必要的风险。

三十、血虚痰湿兼夹血瘀状态

（一）状态特征

血虚痰湿兼夹血瘀状态的人群常表现为形体瘦弱，面色苍白或萎黄或有褐斑，皮肤干燥粗糙或肌肤斑疹青紫淡红，唇甲颜色淡白，毛发枯无光泽，胸闷眩晕，痰多，表情呆板，手足发麻，易疲倦犯困，不耐劳作，心悸失眠，易脱发，大便偏干或黏滞，女性易月经量少，色淡，月经延期甚至闭经等，舌色淡白，或有舌体胖大，舌下络脉紫暗或增粗，舌苔白厚腻，脉滑或细无力或细涩[11, 30]。

（二）饮食调养

血虚痰湿兼夹血瘀状态的人群在低盐低脂饮食的基础上，宜多食补气和血、健脾祛湿、调畅气血的食物，如动物肝脏、冬瓜、白萝卜、薏苡仁、桑椹、赤小豆、荷叶、山楂、生姜、佛手、玫瑰花等。少食肥甘油腻、酸涩食品、寒凉之物，忌过饱。女性月经期间慎用活血类食物[3]。

1. 可用食疗方案[4]

（1）归芪补血乌鸡汤

【原料】　当归、黄芪各 25 克，乌鸡 1 只，盐少许。

【制作】　将乌鸡洗净剁块，放入沸水氽烫、捞起。乌鸡块和当归、黄芪一起入锅，加 800 毫升水，以大火煮开，再转小火续炖 25 分钟。加盐调味即成。

【功效】　气血双补，补肺健脾，活血。

（2）小麦煮海带

【原料】　海带 100 克，小麦 50 克。

【制作】　两者加水同煎，候小麦烂熟时，滤取汁液，留海带。

【用法】　每次 2 汤匙，时时服；同时拣取海带嚼食咽津。

【功效】　散结，消痰，益脾。

2. 可用药茶方案

（1）薏米丹参茶

【原料】　薏苡仁、白术各 15 克，益母草、丹参各 10 克。

【制作】　将所有材料水煎成茶。

【功效】　薏苡仁美白、消水肿，白术健脾胃，益母草疏肝理气、丹参活血化瘀。尤其适合代谢不佳、脸色暗沉者。

（2）三花橘皮茶

【原料】　玫瑰花、茉莉花、玳玳花、荷叶各 60 克，橘皮 10 克。

【制作】　上述诸品共研为细末，每次 10 克，开水冲泡 15 分钟即成。

【功效】　理气开郁，化痰利湿。

3. 可用膏方方案

（1）滋肾养血化痰膏

【原料】　生晒参 50 克，黄芪、生地黄、丹参、生山楂各 150 克，净萸肉、麦冬、知母、蝉蜕、陈皮各 60 克，怀山药、葛根、制首乌、菟丝子、枸杞子、覆盆子、制黄精、茯苓、当归、石斛、赤芍、虎杖根各 120 克，石菖蒲、浙贝母、苍术、制香附各 90 克，紫河车、川芎各 30 克，泽泻 100 克，芷红花 20 克，阿胶 250 克，鹿角胶 150 克，冰糖 250 克，黄酒 250 克。

【用法】　每次 15～30 毫升，每日 2 次。

【功效】　滋肾育阴，养血调经，涤痰散结[40]。

（2）山楂益母膏

【原料】　生山楂、益母草各 50 克，红糖 100 克。

【用法】　每次服 20 毫升，1 日 2 次。

【功效】　活血化瘀，健脾运中。

4. 注意事项

饮食调养不能代替药物，如有不适请寻求专业医生帮助。

（三）情志起居

（1）情志调摄

遇事宜沉稳，努力克服浮躁情绪，宜多交流、多参加社会活动，培养广泛的兴趣爱好。宜欣赏欢快、活泼、振奋的音乐，保持良好的心理状态[6]。

（2）起居调摄

居住环境宜干燥、温暖舒适，不宜潮湿、阴暗、寒冷，要注意多晒太阳、进行户外运动，避免久坐，如长时间打麻将、看电视等。养成良好的起居节律，按时睡觉，多运动。穿衣面料以棉、麻、丝等透气散湿的天然纤维为佳，尽量保持宽松[6]。

（四）运动保健

血虚痰湿兼夹血瘀状态的人群运动强度宜循序渐进，优先选择活动量较小的运动方式，如站桩功、易筋经、八段锦、五禽戏、各种球类运动、慢跑、骑自行车、瑜伽、游泳等，以强壮身体，补充血气，要以"不感劳累"为原则。每周至少5次，每次持续30分钟。可反复练习八段锦的"调理脾胃须单举""攒拳怒目增气力"和五禽戏的"鹿戏""熊戏""猿戏"[27]。

注意事项

若出现呼吸困难、眩晕、乏力、面色发白、大汗淋漓不止、胸闷、心胸刺痛等不适症状时，请立即停止运动，并前往最近的医院就诊，或拨打120急救。

（五）针灸推拿[8]

常用穴位有足三里、气海、血海、丰隆、天枢、膈俞、膻中等。

（1）足三里

【位置】 在小腿外侧，外膝眼下3寸，胫骨前1横指处，左右各一穴。简便取穴：把手掌按在同侧膝盖上，手心正对膝盖骨，四指略分开，无名指指尖下便是足三里穴。

【操作方法】 食指尖点压按摩，或拇指或中指按压轻揉，以局部酸胀为度。

（2）气海

【位置】 在前正中线，脐下1.5寸。

【操作方法】 以右掌心紧贴气海，顺时针方向按摩100～200次，再换以左掌心逆时针方向按摩100～200次，以按摩至有热感为度。

（3）血海

【位置】 位于大腿内侧，屈膝，在髌骨底内侧缘上2寸，股四头肌内侧头的隆起处。

【操作方法】 拇指或中指按揉，每次按揉5分钟，每天2次，左右交替按揉，按揉时以有酸、麻、胀的感觉为度。

（4）丰隆

【位置】 位于小腿前外侧，外踝尖上8寸，距胫骨前缘两横指。左右各一穴。

【操作方法】 拇指或中指按揉，每次按揉5分钟，每天2次，左右交替按揉，按

揉时以有酸、麻、胀的感觉为度。

（5）天枢

【位置】 位于腹部，在肚脐两侧2寸处。左右各一穴。

【操作方法】 双手交叉重叠置于天枢上，稍用力，快速、小幅度地上下推动，以局部酸胀为度。

（6）膈俞

【位置】 位于背部，第7胸椎棘突下，旁开1.5寸。左右各一穴。简便取穴：背过手，摸到肩胛骨和脊椎骨之间的凹陷，就是膈俞穴。

【操作方法】 拇指或中指按揉，每次按揉5分钟，每天2次，左右交替按揉，按揉时以有酸、麻、胀的感觉为度。

（7）膻中

【位置】 位于前正中线，两乳头连线的中点。

【操作方法】 拇指或中指的指腹按揉，每次10秒，6次为1遍，每天3~5遍。按揉时以稍有疼痛感为宜，老年人动作要轻柔。

注意事项

在进行穴位疗法时，需要选择正规的医疗机构，严格遵守操作规范和注意事项，以免出现不必要的风险。

三十一、气滞痰湿兼夹血瘀状态

（一）状态特征

气滞痰湿兼夹血瘀状态的人群常表现为形体肥胖，面色晦暗，神情抑郁，无精打采，胸闷气短，身体困重，四肢乏力，纳呆食少，夜眠不佳，舌质紫暗或有紫斑，苔白腻，脉弦滑或涩[11, 30]。

（二）饮食调养

气滞痰湿兼夹血瘀状态的人群在低盐低脂饮食的基础上，宜多食健脾助运、祛湿化痰的食物，如冬瓜、白萝卜、薏苡仁、赤小豆、荷叶、山楂、生姜、荠菜、紫菜、海带、鲫鱼、鲤鱼等[3]。不宜食生冷苦寒、辛辣温燥、耗气或香浓的食物，忌烟酒。女性月经期间慎用活血类食物[14]。

1. 可用食疗方案[4]

（1）北芪炖南蛇肉

【原料】 黄芪60克，南蛇肉200克，生姜3片。

【制作】 蛇肉洗净，与黄芪、生姜共炖汤，加油、盐调味。

【用法】 饮汤食肉。

【功效】 益气通络。

（2）柚子炖鸡

【原料】 柚子1个，雄鸡1只，生姜、葱、食盐、味精、料酒等适量。

【制作】 雄鸡去皮毛、内脏，洗净。柚子去皮，留肉，将柚肉装入鸡腹内，放入砂锅中，加入葱、姜、料酒、食盐、水适量。将盛鸡的砂锅置于有水的锅内，隔水炖熟，即可食用。

【功效】 行气燥湿，健脾活血。

（3）马鞭草炖猪蹄

【原料】 马鞭草、黄酒、生油各30克，猪蹄2只。

【制作】 马鞭草、猪蹄洗净，猪蹄每只切为4块。炒锅置旺火上，注入生油烧热，煸炒马鞭草，再加黄酒稍炒一下，起锅装入陶罐内，加猪蹄和冷水1碗半，隔水文火炖至猪蹄熟透。

【用法】 每日分2次，温热食。

【功效】 活血散瘀，利水消肿。

2. 可用药茶方案[8]

三花茶

【原料】 玫瑰花3克，月季花3克，桂花3克。

【制作】 以上三种花加开水冲泡。

【功效】 活血散瘀、调经止痛。

3. 可用膏方方案[5]

疏肝健脾膏

【原料】 柴胡120克，郁金120克，香附100克，白芍180克，生甘草60克，炒防风120克，半夏100克，陈皮100克，枳壳150克，益智仁120克，炙黄芪300克，党参120克，白术120克，茯苓150克，怀山药300克，生薏苡仁100克，熟薏苡仁100克，仙茅120克，仙灵脾300克，丹参300克，红花100克，益母草150克，山萸肉120克，赤石脂150克，大腹皮150克，木香100克，砂仁（后下）60克，桂枝120克，八月札150克，黄精120克，阿胶400克，鳖甲胶100克。调味药：高丽参精2瓶，西洋参粉100克，冰糖500克。

【用法】 温水兑服，1次1匙（约15毫升/匙），第1周早饭前空腹服用1次，从第2周起，早饭前、晚睡前各服用1次。

【功效】 疏肝行气，和血止痛，益气健脾。

4. 注意事项

饮食调养不能代替药物，如有不适请寻求专业医生帮助。

（三）情志起居[6]

（1）情志调摄

遇事宜沉稳，努力克服浮躁情绪。宜欣赏流畅抒情的音乐。

（2）起居调摄

居室宜温暖舒适，不宜在阴暗、寒冷的环境中长期工作和生活。宜在阳光充足的时候进行户外活动，避免久坐，如长时间打麻将、看电视等。衣着宜宽松，注意保暖，保持大便通畅。

（四）运动保健

气滞痰湿兼夹血瘀状态的人群应根据自身情况选择合适的体育运动项目，循序渐进，宜坚持长期规律的有氧运动，如站桩功、保健功、长寿功、武术、八段锦、五禽戏、各种球类运动、慢跑、游泳、舞蹈、登山等。每周 3～5 次，每次持续 30～60 分钟。也可在情志不舒时多主动参与唱歌、钓鱼等适宜的娱乐活动，分散注意力。可反复练习八段锦的"调理脾胃须单举""攒拳怒目增气力"和五禽戏的"鹿戏""熊戏"[27]。

注意事项

若出现呼吸困难、眩晕、乏力、面色发白、大汗淋漓不止、胸闷、心胸刺痛等不适症状时，请立即停止运动，并前往最近的医院就诊，或拨打 120 急救。

（五）针灸推拿[8]

常用穴位有气海、关元、足三里、太渊、丰隆、天枢、膈俞、血海、膻中等。

（1）气海

【位置】 在前正中线，脐下 1.5 寸。

【操作方法】 以右掌心紧贴气海，顺时针方向按摩 100～200 次，再换以左掌心逆时针方向按摩 100～200 次，以按摩至有热感为度。

（2）关元

【位置】 位于前正中线上，脐中下方 3 寸。

【操作方法】 双手交叉重叠置于关元上，稍用力，快速、小幅度地上下推动，以局部酸胀为度。

（3）足三里

【位置】 在小腿外侧，外膝眼下 3 寸，胫骨前 1 横指处，左右各一穴。简便取穴：把手掌按在同侧膝盖上，手心正对膝盖骨，四指略分开，无名指指尖下便是足三里穴。

【操作方法】 食指尖点压按摩，或拇指或中指按压轻揉，以局部酸胀为度。

（4）太渊

【位置】 位于腕掌侧横纹桡侧，桡动脉搏动处，左右各一穴。

【操作方法】 用拇指指腹按揉，力度以稍有疼痛感为宜。老年人按摩动作要轻柔，至穴位酸胀为度。

（5）丰隆

【位置】 位于小腿前外侧，外踝尖上 8 寸，距胫骨前缘两横指。左右各一穴。

【操作方法】 拇指或中指按揉，每次按揉 5 分钟，每天 2 次，左右交替按揉，按揉时以有酸、麻、胀的感觉为度。

（6）天枢

【位置】 位于腹部，在肚脐两侧 2 寸处。左右各一穴。

【操作方法】 双手交叉重叠置于天枢上，稍用力，快速、小幅度地上下推动，以局部酸胀为度。

（7）膈俞

【位置】 位于背部，第 7 胸椎棘突下，旁开 1.5 寸。左右各一穴。简便取穴：背过手，摸到肩胛骨和脊椎骨之间的凹陷，就是膈俞穴。

【操作方法】 拇指或中指按揉，每次按揉 5 分钟，每天 2 次，左右交替按揉，按揉时以有酸、麻、胀的感觉为度。

（8）血海

【位置】 位于大腿内侧，屈膝，在髌骨底内侧缘上 2 寸，股四头肌内侧头的隆起处。

【操作方法】 拇指或中指按揉，每次按揉 5 分钟，每天 2 次，左右交替按揉，按揉时以有酸、麻、胀的感觉为度。

（9）膻中

【位置】 位于前正中线，两乳头连线的中点。

【操作方法】 拇指或中指的指腹按揉，每次 10 秒，6 次为 1 遍，每天 3～5 遍。按揉时以稍有疼痛感为宜，老年人动作要轻柔。

注意事项

在进行穴位疗法时，需要选择正规的医疗机构，严格遵守操作规范和注意事项，以免出现不必要的风险。

三十二、气滞湿热兼夹血瘀状态

（一）状态特征

气滞湿热兼夹血瘀状态的人群常表现为形体肥胖，情绪烦躁，或烦闷不乐，身体沉重，消化不良，食欲不振，夜眠不佳，大便黏滞，小便黄或短赤，舌紫暗或有瘀斑，苔黄腻，脉濡弦或涩[11, 30]。

（二）饮食调养

气滞湿热兼夹血瘀状态的人群在低盐低脂饮食的基础上，宜适量食用甘寒或苦寒的清利化湿和行气解郁活血的食物，如绿豆（芽）、绿茶、芹菜、木瓜、黄瓜、苦瓜、西瓜、冬瓜、薏苡仁、赤小豆、马齿苋等。不宜食生冷苦寒、辛辣温燥、耗气或香浓的食物，忌烟酒。女性月经期间慎用活血类食物[17]。

1. 可用食疗方案[4]

（1）朱砂根炖猪心

【原料】 猪心 1 个，朱砂根 10 克，活血莲（蠡吾）10 克，皂角刺 5 个，川芎 9 克，白胡椒 7 粒。

【制作】 共炖至猪心烂熟。

【用法】 吃猪心，饮汤。1日1剂。

【功效】 理气行滞，活血化瘀。

（2）糯米内金粥

【原料】 鸡内金15克，生山药45克，糯米50克。

【制作】 文火煎鸡内金1小时，加糯米及山药再煮。

【用法】 每日分2次服。

【功效】 活血通经，健胃消食。

2. 可用药茶方案

（1）平肝清热饮

【原料】 龙胆草、夏枯草、甘菊花、生地黄、川芎各3克，柴胡2克。

【制作】 取生地黄、川芎、柴胡三料，置砂锅内加水适量，武火至沸，文火保持微沸30分钟后，加入龙胆草、夏枯草、甘菊花继续保持微沸10分钟，过滤弃渣留汁即成。

【用法】 代茶频饮。

【功效】 行气疏肝，清热利湿。

（2）月季花茶（验方）

【原料】 鲜月季花15克，夏秋季采取半开放的花朵，以紫红色、半开放的花蕾，不散瓣，气味清香为佳。

【制作】 开水冲泡。

【功效】 行气活血化瘀。

3. 可用膏方方案

（1）复方山楂膏

【原料】 山楂500克，丹参300克，延胡索、菊花、红花各150克，麦芽400克，蜂蜜适量。

【用法】 每日3次，每次服10～15克，可连服半个月。

【功效】 清肝利胆，清热化湿，醒脾祛脂。

（2）带下湿热瘀滞膏（海派朱氏妇科）

【原料】 西洋参（先煎入膏）100克，党沙参各100克，生黄芪100克，焦白术120克，茯苓神各120克，女贞子120克，桑椹子120克，墨旱莲120克，山萸肉90克，生熟地各90克，缩砂仁30克，全当归120克，紫丹参120克，炒丹皮90克，益母草90克，泽兰叶90克，鸡血藤120克，柴延胡各90克，刘寄奴120克，威灵仙120克，川续断120克，川杜仲120克，桑寄生120克，川楝子90克，广郁金120克，青陈皮各60克，大红藤300克，椿根皮150克，土茯苓150克，炒山栀90克，夜交藤180克，合欢皮120克，黄连60克，知柏母各90克，苦参120克，生甘草60克，绿豆衣120克，金银花90克，稽豆衣120克，络石藤180克，伸筋草180克，陈阿胶250克，鳖甲胶200克，文冰500克，蜂蜜300克，湘莲肉200克，核桃仁200克，黑芝麻150

克，灵芝 120 克，黄酒 500 克。

【用量】 每日 3 次，每次服 15～30 克。

【功效】 滋养肝肾，清化湿热，疏肝理气，养血活血[39]。

4. 注意事项

饮食调养不能代替药物，如有不适请寻求专业医生帮助。

（三）情志起居

（1）情志调摄

遇事宜沉稳，努力克服浮躁情绪。宜欣赏流畅抒情的音乐[6]。

（2）起居调摄

居室宜温暖舒适，不宜在阴暗、寒冷的环境中长期工作和生活。宜在阳光充足的时候进行户外活动，避免久坐，如长时间打麻将、看电视等。衣着宜宽松，注意保暖，保持大便通畅[6]。

（四）运动保健

气滞湿热兼夹血瘀状态的人群应根据自身情况多参加群体体育运动项目，循序渐进，坚持长期规律的有氧运动，如站桩功、保健功、长寿功、武术、八段锦、五禽戏、各种球类运动、慢跑、游泳、舞蹈、登山等。每周 3～5 次，每次持续 30～60 分钟。也可在情志不舒时多主动参与唱歌、钓鱼等适宜的娱乐活动，分散注意力。可反复练习太极的"左揽雀尾""右揽雀尾"，八段锦的"调理脾胃须单举""五劳七伤往后瞧"，以及五禽戏的"鸟戏"[27]。

注意事项

若出现呼吸困难、眩晕、乏力、面色发白、大汗淋漓不止、胸闷、心胸刺痛等不适症状时，请立即停止运动，并前往最近的医院就诊，或拨打 120 急救。

（五）针灸推拿[8]

常用穴位有气海、悬钟、膻中、合谷、八髎穴、膈俞、血海等。

（1）气海

【位置】 在前正中线，脐下 1.5 寸。

【操作方法】 以右掌心紧贴气海，顺时针方向按摩 100～200 次，再换以左掌心逆时针方向按摩 100～200 次，以按摩至有热感为度。

（2）悬钟

【位置】 位于小腿外侧，外踝尖上 3 寸，腓骨前缘，左右各一穴。

【操作方法】 食指尖点压按摩，或拇指或中指按压轻揉，以局部酸胀为度。

（3）膻中

【位置】 位于前正中线，两乳头连线的中点。

【操作方法】 拇指或中指的指腹按揉，每次 10 秒，6 次为 1 遍，每天 3～5 遍。

按揉时以稍有疼痛感为宜，老年人动作要轻柔。

（4）合谷

【位置】 在手背第 1、2 掌骨间，第 2 掌骨桡侧中点处，即通常说的虎口处。

【操作方法】 拇指按揉，每次按揉 2～3 分钟，按揉时以有酸、麻、胀的感觉为宜。

（5）八髎穴

【位置】 位于骶椎，分上髎、次髎、中髎和下髎，左右共八个穴位，分别在第 1、2、3、4 骶后孔中，合称"八髎穴"。

【操作方法】 用拇指依次从上髎穴开始往下按揉，每次约 15 分钟，以有酸、麻、胀的感觉为度。

（6）膈俞

【位置】 位于背部，第 7 胸椎棘突下，旁开 1.5 寸。左右各一穴。简便取穴：背过手，摸到肩胛骨和脊椎骨之间的凹陷，就是膈俞穴。

【操作方法】 拇指或中指按揉，每次按揉 5 分钟，每天 2 次，左右交替按揉，按揉时以有酸、麻、胀的感觉为度。

（7）血海

【位置】 位于大腿内侧，屈膝，在髌骨底内侧缘上 2 寸，股四头肌内侧头的隆起处。

【操作方法】 拇指或中指按揉，每次按揉 5 分钟，每天 2 次，左右交替按揉，按揉时以有酸、麻、胀的感觉为度。

注意事项

在进行穴位疗法时，需要选择正规的医疗机构，严格遵守操作规范和注意事项，以免出现不必要的风险。

三十三、气滞化火兼夹血瘀状态

（一）状态特征

气滞化火兼夹血瘀状态的人群以形体瘦者为多，常表现为面色晦暗，神情急躁，易怒，情绪不稳定，胸闷胁胀，夜眠不佳，食多易饥，大便秘结，小便赤，舌紫暗或有瘀斑，苔黄，脉弦数或涩[11, 30]。

（二）饮食调养

气滞化火兼夹血瘀状态的人群在低盐低脂饮食的基础上，宜多食疏肝清热、理气化瘀的食物，如黄花菜、木瓜、佛手、玫瑰花、菊花、萝卜、苦瓜、柚子、玫瑰花等。不宜食生冷苦寒、辛辣温燥、耗气或香浓的食物，忌烟酒。女性月经期间慎用活血类食物[17]。

1. 可用食疗方案[4]

（1）马鞭草蒸猪肝

【原料】 鲜马鞭草 60 克，新鲜猪肝 100 克。

【制作】 鲜马鞭草洗净、切碎；猪肝切片。同置瓷盘中，隔水蒸熟。

【用法】 1日1剂。

【功效】 清热解毒，活血化瘀。

（2）疏肝粥

【原料】 柴胡6克，白芍、枳壳各12克，香附、川芎、陈皮、甘草各3克，粳米50克，白糖适量。

【制作】 将以上七味中药水煎，取汁去渣，加入粳米煮粥，待粥将成时加白糖调味。

【功效】 疏肝解郁，活血。

（3）大叶紫珠煮鸡蛋

【原料】 紫珠菜200克（干品减半），鸡蛋4个。

【制作】 紫珠菜洗净，与鸡蛋同放入瓦锅内加水煎煮，待蛋熟，去皮，再煮几小时，使蛋色发黑。

【功效】 益气养阴，活血散瘀，消炎止血。

2. 可用药茶方案

（1）万年青饮

【原料】 万年青20～30克，红糖适量。

【制作】 万年青加水150毫升煎至50毫升滤出；再加水120毫升煎至40毫升滤出，混合2次药液，调入红糖。

【功效】 理气行滞，活血化瘀。

（2）加味鳖甲饮

【原料】 草河车30克，白花蛇舌草30克，鳖甲30克，桃仁9克，红花6克，蔗糖适量。

【制作】 前5药煎汤去渣，加蔗糖调味。

【用法】 1日1剂，常服。

【功效】 活血祛瘀，疏肝行气。

3. 可用膏方方案

（1）疏肝清热化瘀膏

【原料】 柴胡、菊花、炒黄芩、川牛膝、绞股蓝各100克，决明子、虎杖、茵陈、桑叶、郁金、黄精、赤芍、白芍、女贞子、枸杞子、生山楂、泽泻、丹参各150克，三七、生大黄60克，生甘草30克，阿胶200克，车前子（包）、蜂蜜各300克，黄酒300毫升。

【用法】 每次服10～15克，每日2次，开水调服。

【功效】 疏肝理气，清热除烦，活血散瘀。

（2）痛经膏

【原料】 生地黄、炒丹皮、蒲公英、制萸肉、麦冬、炙鳖甲、龟甲、黄芪、泽兰、益母草、延胡索、桃仁、焦六曲各100克，焦山栀90克，当归、炒川芎、炒枳壳、怀牛膝、炒川柏、炒泽泻、乌药、砂仁、佛手、炙甘草各60克，炒白芍、炒杜仲、桑寄生、炒白术、淫羊藿、炒麦芽、红枣各150克，柴胡、制香附各50克，炒秦艽、红花各30克，阿胶100克，龟甲胶200克，蜂蜜250克，冰糖250克，黄酒250克。

【用法】　每次服 15~30 克，每日 2 次，开水调服。

【功效】　养阴清热，活血化瘀，行气止痛。

4. 注意事项

饮食调养不能代替药物，如有不适请寻求专业医生帮助。

（三）情志起居[6]

（1）情志调摄

遇事宜沉稳，努力克服浮躁情绪。宜欣赏流畅抒情的音乐。

（2）起居调摄

居室宜温暖舒适，不宜在阴暗、寒冷的环境中长期工作和生活。宜在阳光充足的时候进行户外活动，避免久坐，如长时间打麻将、看电视等。衣着宜宽松，注意保暖，保持大便通畅。

（四）运动保健

气滞化火兼夹血瘀状态的人群应多做些调理气机、促进气血循环的运动，使全身经络、气血通畅，五脏六腑调和，如易筋经、八段锦、步行健身法、导引术、太极拳、太极剑、五禽戏、瑜伽、徒手健身操、舞蹈、登山、游泳等。每周至少 5 次，每次持续 30 分钟。可反复练习八段锦的"摇头摆尾去心火""攒拳怒目增气力"和五禽戏的"鹿戏""猿戏"[27]。

注意事项

若出现呼吸困难、眩晕、乏力、面色发白、大汗淋漓不止、胸闷、心胸刺痛等不适症状时，请立即停止运动，并前往最近的医院就诊，或拨打 120 急救。

（五）针灸推拿[8]

常用穴位有气海、悬钟、膻中、大椎、曲池、合谷、膈俞、血海等。

（1）气海

【位置】　在前正中线，脐下 1.5 寸。

【操作方法】　以右掌心紧贴气海，顺时针方向按摩 100～200 次，再换以左掌心逆时针方向按摩 100～200 次，以按摩至有热感为度。

（2）悬钟

【位置】　位于小腿外侧，外踝尖上 3 寸，腓骨前缘。左右各一穴。

【操作方法】　食指尖点压按摩，或拇指或中指按压轻揉，以局部酸胀为度。

（3）膻中

【位置】　位于前正中线，两乳头连线的中点。

【操作方法】　拇指或中指的指腹按揉，每次 10 秒，6 次为 1 遍，每天 3～5 遍。按揉时以稍有疼痛感为宜，老年人动作要轻柔。

（4）大椎

【位置】　位于后颈部，第 7 颈椎棘突下凹陷中。

【操作方法】　先将双手掌心来回搓 1 分钟至发热，然后迅速按到大椎上，接着沿背部正中线以大椎为中心上下搓动，使热力向下渗透，使大椎穴局部发热发烫，并向四周发散。

（5）曲池

【位置】　位于肘部，在肘横纹外侧端，屈肘，当尺泽与肱骨外上髁连线中点。

【操作方法】　食指尖点压按摩，或拇指或中指按压轻揉，以局部酸胀为度。

（6）合谷

【位置】　在手背，第 1、2 掌骨间，第 2 掌骨桡侧中点处，即通常说的虎口处。

【操作方法】　拇指按揉，每次按揉 2～3 分钟，按揉时以有酸、麻、胀的感觉为宜。

（7）膈俞

【位置】　位于背部，第 7 胸椎棘突下，旁开 1.5 寸。左右各一穴。简便取穴：背过手，摸到肩胛骨和脊椎骨之间的凹陷，就是膈俞穴。

【操作方法】　拇指或中指按揉，每次按揉 5 分钟，每天 2 次，左右交替按揉，按揉时以有酸、麻、胀的感觉为度。

（8）血海

【位置】　位于大腿内侧，屈膝，在髌骨底内侧缘上 2 寸，股四头肌内侧头的隆起处。

【操作方法】　拇指或中指按揉，每次按揉 5 分钟，每天 2 次，左右交替按揉，按揉时以有酸、麻、胀的感觉为度。

注意事项

在进行穴位疗法时，需要选择正规的医疗机构，严格遵守操作规范和注意事项，以免出现不必要的风险。

参 考 文 献

[1] 盛增秀，庄爱文. 中医体质学说十论. 北京：中国中医药出版社，2015.

[2] 胡广芹. 轻松学会体质养生. 2 版. 北京：中国中医药出版社，2019.

[3] 姜超. 实用中医营养学. 北京：解放军出版社，1985.

[4] 王者悦. 中国药膳大辞典. 大连：大连出版社，1992.

[5] 尤虎. 九种体质养生膏方. 北京：中国中医药出版社，2012.

[6] 陆小左，胡广芹. 轻松学会体质养生. 北京：中国中医药出版社，2012.

[7] 尤虎. 九种体质太极养生. 北京：人民体育出版社，2014.

[8] 张晓天，钱呈秋. 亚健康体质养生指导. 北京：科学出版社，2015.

[9] 邱茂良，张善忱. 针灸学. 上海：上海科学技术出版社，1985.

[10] 蔡向红，王洪磊. 体质养生全书. 天津：天津科学技术出版社，2013.

[11] 李灿东，方朝义. 中医诊断学. 5 版. 北京：中国中医药出版社，2016.

[12] 马继兴. 中医药膳学. 北京：人民卫生出版社，2009.

[13] 吕沛宛. 一本书读懂体质养生. 郑州：中原农民出版社，2016.

[14] 宋敬东. 一本就能看懂中医：体质篇. 天津：天津科学技术出版社，2018.

[15] 陈秀华. 经络养生说明书. 广州：广东科技出版社，2017.

[16] 张晓天. 张氏疑难杂病临证经验集萃. 北京：科学出版社，2019.

[17] 于兴娟，祝新亚，宫胜贤. 肺阳相关问题的思考. 中华中医药杂志，2023，38（10）：4667-4669.

[18] 郑洪新. 中医基础理论. 4 版. 北京：中国中医药出版社，2016.

[19] 董三白. 常见病的饮食疗法. 2 版. 北京：中国轻工业出版社，2000.

[20] 于雅婷，高海波. 超简单面诊消百病全书. 南京：江苏凤凰科学技术出版社，2016.

[21] 郭长青，段莲花，郭妍. 九种体质经络养生与治疗. 2 版. 北京：中国中医药出版社，2019.

[22] 王琦. 中医体质学 2008. 北京：人民卫生出版社，2009.

[23] 王琦，靳琦. 亚健康中医体质辨识与调理. 北京：中国中医药出版社，2012.

[24] 马汴梁. 中医补气血养生法. 北京：人民军医出版社，2010.

[25] 倪世美. 中医食疗学. 北京：中国中医药出版社，2009.

[26] 中华中医药学会. 中医体质分类与判定. 北京：中国中医药出版社，2009.

[27] 魏玉龙. 图解健康养生国术太极拳·八段锦·五禽戏·易筋经. 上海：上海科学普及出版社，2011.

[28] 张伯礼，吴勉华. 中医内科学. 4 版. 北京：中国中医药出版社，2017.

[29] 孙淑英. 中医体质辨识对亚健康的分类及健康指导干预的效果探究. 四川中医，2016，34（12）：56-59.

[30] 吴勉华，石岩. 中医内科学. 5 版. 北京：中国中医药出版社，2021.

[31] 肖延龄，马淑然. 家庭食疗手册. 北京：中央编译出版社，2012.

[32] 匡调元. 论辨证与辨体质. 中国中医基础医学杂志，2002，8（2）：1-5.

[33] 王慧如，于宁，刘哲，等.《黄帝内经》体质学说与现代中医体质学说比较. 中华中医药杂志，2017，32（4）：1458-1461.

[34] 朱文锋. 证素辨证学. 北京：人民卫生出版社，2008.

[35] 马烈光. 中医养生保健学. 北京：中国中医药出版社，2009.

[36] 张仁. 家庭保健自疗手册. 上海：上海大学出版社，2003.

[37] 贾跃进. 膏方妙用. 2 版. 郑州：河南科学技术出版社，2017.

[38] 王凤岐，宋世昌，杨建宇. 女性产后调理膏方. 北京：科学技术文献出版社，2017.

[39] 王凤岐，宋世昌，杨建宇. 不孕不育调理膏方. 北京：科学技术文献出版社，2017.

[40] 胡国华. 江南中医妇科流派膏方精选. 北京：中国中医药出版社，2014.